あなたの悩みに答える24ケース

医療現場で働く
管理職1年目の教科書

著 小西竜太
関東労災病院 経営戦略室室長・救急総合診療科部長

メディカル・サイエンス・インターナショナル

Textbook of Healthcare Administration for New Clinical Managers
— 24 Cases for Solving Your Troubles —
First Edition
by Ryota Konishi

© 2018 by Medical Sciences International, Ltd., Tokyo
All rights reserved.
ISBN 978-4-8157-0138-3

Printed and Bound in Japan

本書を読みはじめるあなたへ

ミドルマネジャーとは

　本書では，医療管理職1年目の皆さんのことを「ミドルマネジャー」と定義します。日本語に直訳すると「中間管理職」。このフレーズにどんな印象を持ちますか？　上司と部下に挟まれているオジサン，いつも靴底が擦り切れて疲れているサラリーマンなどをイメージしますか？

　私はミドルマネジャーこそが，組織を変えうる力を持っている存在であると考えています。それぞれの職場で活躍できるということは，医療を通して地域社会に貢献しているといっても過言ではありません。医療機関のミドルマネジャーには，各診療科部長・副部長・医長クラス，病棟師長・副師長クラス，各医療職部門の部門長や主任，また医療安全管理者や感染管理者などが当たります。

　ミドルマネジャーの定義としては，「現場レベルの事象を記述することができ，かつ組織全体を見渡すことができ，組織外でも活動することができる，日常的に担当領域の業務を管理する立場の人」と言えるでしょう。病院で働くミドルマネジャーを簡単に言えば，現場での仕事を回しながら，病院全体の方向性を理解している，そして学会や勉強会などのネットワークを持って専門性を磨いている人になります。

　ミドルマネジャーには，専門分野の進化や地域競合相手の変化に応じて，部門や部署の方針を立案することが求められます。そして，その方針に向かって部門・部署組織を動かすことができるように，スタッフの教育や行動を変容しなければなりません。そういう意味ではリーダーシップが必要です。

　一方で組織をマネジメントしなければなりません。指揮命令系統や報告連絡体制を管理して，皆さんからスタッフを結ぶラインを構築します。スタッフとコミュニケーションをとって，業務しやすい環境を整え，モチベーションを与え，質や安全性の高い医療を提供できるようにマネジメントを行います。そのためには，時には他の部門から設備や予算をぶんどってくることもあるでしょう。最近は育児や介護などを行う人が増え，「働き方改革」を推進するためにも，以前よりもワーク・ライフ・バランスに考慮した複雑な人材管理をしなくてはなりません。

　ミドルマネジャーは，リーダーシップもマネジメントも兼ね備えた役割が求められています。とは言っても，肩肘張る必要はありません。本書は，実際の医療現場で生じている悩ましいケースを元にして，それぞれの問題を解決できるように

構成しています。決してカリスマ医療者の武勇伝や自己啓発本ではなく，経営理論に基づいたマネジメントを医療現場で使えるスキルにして紹介しています。本書にある 24 のエッセンスを知っておけば，今までよりも肩の荷が下りて働きやすくなるはずです。

ミドルマネジャーに求められるスキル

　皆さんは医療機関のミドルマネジャーとして，どういったスキルを必要とするでしょうか？　組織全体を見る視点，部門や部署の運営，問題解決や意思決定，自分自身のコントロールなどが挙げられます。もちろん，それ以外に皆さんの職種に必要な専門知識や技術，スタッフへの教育などもあります。そんなに簡単なことではありませんが，対人関係スキル，組織行動スキル，課題達成スキル，病院経営スキル，自己管理スキルの 5 章に分けて見ていきます。

・対人関係スキル（第 1 章）

　ミドルマネジャーは，診療現場において，スタッフ個人を動かさなければならない場面を多く経験します。そこには人間の感情や行動に対して影響をもたらすスキルが求められており，リーダーシップ，行動変容，教育的コミュニケーション，モチベーション管理，コンフリクト・マネジメントなどが挙げられます。心理学や組織行動学を背景に構築された実践方法を知ることで，仕事がはかどるに違いありません。

・組織行動スキル（第 2 章）

　ミドルマネジャーは与えられたミッションやビジョンを達成するために，組織をマネジメントしなければなりません。そのためには，部下マネジメント，ボス・マネジメント，チームマネジメントの方法論，組織政治とパワー，医療倫理と組織倫理を理解することで，組織全体を動かす武器を手に入れることができるでしょう。実力だけでは突破できないハードルを越えるためにも，知っておいて損はありません。

・課題達成スキル（第 3 章）

　時間がない中で何とか仕事を回すのが皆さんです。ルーチンワークもありますし，答えのない問題を解決しなくてはならないこともあります。思考方法，問題解決方法，タイム・マネジメント，ファシリテーション，ナレッジ・マネジメントなどの業務を遂行するスキルも身につけることで，より効率的，効果的に仕事を進められるはずです。

・病院経営スキル（第 4 章）

　よき管理職になるには「一つ上の職位の視点を持って，業務に当たること」が条

件の一つになります。一つ上の職位とは，院長，師長，部門長，部長などでしょうか。専門分野の知識に加えて，医療制度や病院経営の理解が必要不可欠です。さらに今まさに医療システム，病院診療体制が変化している渦中にあります。今後の医療制度，経営戦略，財務会計，医療安全，医療の質改善，オペレーション・マネジメントを理解することで病院が向かう方向性を考えることができます。

- 自己管理スキル（第5章）

　皆さんは，これまで仕事にも勉強にも専念してきて，その努力や実績が認められて管理職になりました。やりがいや達成感を持てればよいですが，実際には思いもしなかったストレスや悩みを抱えるかもしれません。そんなとき，自分自身を守り，自己の器を広げ，充実したキャリアや人生を送るためにも，ストレス・マネジメント，メンタリング，キャリアデザインの視点は，絶対に皆さんの助けになるはずです。

本書のねらい

　全国には，多くのミドルマネジャーが現場に踏みとどまり業務を行っています。医師だけでなく，看護師，薬剤師，検査技師，放射線技師，リハビリテーション技師，栄養士，臨床工学技士など医療現場に従事するあらゆる職種の管理職が日々奮闘しています。また将来のミドルマネジャー候補であり，現場スタッフの指導を任されている若き医療者たちも同じ悩みを抱えながらも頑張っていることでしょう。

　私が一緒に活動していた感染管理看護師や医療安全管理者は，病院のあらゆる問題が彼女たちに集中している中，現場に行き，マニュアルやルールを作り，職員を教育して，医師や病院に対して変化を促していました。常に時間に追われ，個人からも組織からも抵抗され，ストレスやプレッシャーを抱えながら戦っていました。全国どこの医療機関にも，同じような医療者がたくさんいます。医療機関の規模によっては，孤立無援の状況に陥っている医療者も少なくありません。

　私は皆さんにエビデンスやベストプラクティスを届けることはできませんが，24の武器を分かち合い，医療現場において効率よく，効果的に，ストレスを減らして，さらには周りの人たちと楽しく，やりがいを持って働いて欲しいという想い，希望，期待，願い，すべてを込めて作りました。

　どうぞ最後までお付き合いください！

小西竜太

目次

第❶章 対人関係スキル
スタッフから信頼されて協働できるように ··················· 1

- Case 1 病棟の在院日数を減らすよう指示が出たとき
  リーダーシップ ··················· 2
- Case 2 診療方針について意見が対立するとき
  行動変容 ··················· 12
- Case 3 自信過剰な若手の指導に悩んだとき
  教育的コミュニケーション ··················· 24
- Case 4 部下のやる気を取り戻すには？
  モチベーション管理 ··················· 34
- Case 5 病棟の空きについて他科と交渉するとき
  コンフリクト・マネジメント ··················· 45

第❷章 組織行動スキル
組織を円滑に動かしたい ··················· 55

- Case 6 問題行動をするスタッフに困ったとき
  部下マネジメント ··················· 56
- Case 7 意見の異なる上司とうまく議論をするには？
  ボス・マネジメント ··················· 65
- Case 8 栄養サポートチームがチームとして機能するのか不安です
  チームマネジメント ··················· 74
- Case 9 斬新な提案が老獪な幹部の抵抗にあったとき
  組織政治とパワー ··················· 83
- Case 10 職業的ジレンマに悩んだら？
  医療倫理と組織倫理 ··················· 92

第 3 章 課題達成スキル
日々発生するトラブルを解決して課題を達成したい 101

- Case 11 院長から入院患者数が伸びない原因と
  対策を考えるように言われました
  思考方法 102
- Case 12 投薬エラーの再発を防ぐには？
  問題解決方法 112
- Case 13 仕事の割り振りに困っています
  タイム・マネジメント 122
- Case 14 多職種が集まる会議のリーダーを任されたとき
  ファシリテーション 134
- Case 15 新しいマニュアル作成を引き受けたとき
  ナレッジ・マネジメント 142

第 4 章 病院経営スキル
病院全体を俯瞰できる力を身に付けたい 151

- Case 16 地域包括ケアシステムを意識した病院システムを考えるとき
  今後の医療制度 152
- Case 17 病院未来プロジェクトの参加が決まり
  経営の方向性や戦略を考えるとき
  経営戦略 161
- Case 18 新たな検査を導入して赤字にならないか悩むとき
  財務会計 172
- Case 19 患者の取り違えが起こってしまったとき
  医療安全 180
- Case 20 脳卒中患者の急性期リハビリテーションの質を改善するとき
  医療の質改善 188
- Case 21 採血の待ち時間を短縮するには？
  オペレーション・マネジメント 197

第5章 自己管理スキル
自分を守るためにこれだけはおさえておきたい　　207

Case 22　**自分が出勤できなくなったとき**
　　　　ストレス・マネジメント　　208

Case 23　**院外の後輩から相談を持ち込まれたら？**
　　　　メンタリング　　218

Case 24　**今後のキャリアについて考えるとき**
　　　　キャリアデザイン　　224

スキルチェックリスト　　233
索引　　236

column

- チーフレジデントになるまで　　11
- 手探り状態の沖縄チーフレジデント時代　　33
- 沖縄県立南部医療センターに着任　　91
- 沖縄県立南部医療センターでのチーム医療　　111
- 関東労災病院に着任　　150
- 東京に衝撃！　　160
- ハーバード留学経験　　196
- ハーバード留学経験 Part2　　206
- 関東労災病院復帰後　　217

第 1 章

対人関係スキル

スタッフから信頼されて
協働できるように

Case 1
病棟の在院日数を減らすよう指示が出たとき

リーダーシップ

ケース

　整形外科病棟の師長として配属され半年が経ちました。以前，所属していたICU主任看護師のときは常時緊張状態にありましたが，病棟では患者や家族と話ができるくらいリラックスした環境です。ICUでは医師の指示が絶対でしたが，病棟では看護師が手術や外来に忙しい医師を促し，リハビリや生活支援を主導できる立場です。そうでもしないと手術した患者のADLが，いつまで経っても上がっていきません。

　医療・看護必要度の関係で，病棟の在院日数を減らすように指示が出されました。医師にはあまり響いてないらしく，病棟師長が主になって動かしていかなければなりません。多くの現場スタッフは，「退院指示は医師の仕事なのに，なぜ我々が退院をコーディネートしなければならないの？」と不満を言っています。でも医療・看護必要度が低くなると，急性期入院基本料も維持できません。

　どのように医師と病棟スタッフを促して，病院の方針を達成しますか……。

リーダーシップの原則

- リーダーシップは性格や特性ではなく，後天的に習得できる
- 環境やスタッフの状況に適応したリーダーシップによって業績や満足度が変化する
- スタッフを尊重して仕事のしやすいように支援するのがサーバント・リーダーシップ

- 状況に応じて，リーダーシップのスタイルを変えることが望ましい
- すべてのスタッフがリーダーシップを発揮するように促すことも大切

リーダーシップとは？

　リーダーシップは魔法の言葉ですよね。強いリーダーシップを発揮する上司のもとで働きたい，リーダーシップを磨いて何かを成し遂げたいなど，「リーダーシップ＝成功する条件」のように見られています。そもそもリーダーシップって何でしょうか？　明治期に多くの言葉が日本語になりましたが，"Leadership"には適切な訳語がありません。日本には古来よりリーダーシップという概念がなかったのでしょうか？　スティーブン・P・ロビンスは「集団に目標達成を促すよう影響を与える能力」としています。解釈が難しいですよね……。以下のようにリーダーシップを理解していませんか？

・リーダーシップは生まれながらに身に付いてきた性格の一つ
・リーダーシップが必要なのは，リーダーだけである
・リーダーシップは学んだり，教えられるものではない
・リーダーシップはアメとムチを使い分けて，人を動かす力である
・リーダーシップがなければ，部下をマネジメントできない

　リーダーシップは研究者の数だけ理論があると言われており，何が正しいのか説明できていない概念です。まずは歴史的な理論の流れから，どんな考え方があるのかを見ていきましょう。

リーダーシップ理論の変遷

■ 特性理論

　第2次世界大戦前(1900〜40年代)には，過去のさまざまなリーダーと考えられている人物から，リーダーとしての特性の共通項目を抽出する特性理論が研究されました。その中で，以下の項目がリーダーシップの特性として挙げられました[1]。

1. 向上心と実行力
2. 他者を導こうとする欲求
3. 正直さと誠実さ
4. 自信
5. 知性
6. 自己監視性の高さ
7. 職務に関連した知識

　これらの特性をすべて備えていれば，リーダーっぽいですね。しかしながら，同じ医師である院長，各科責任者，病棟医長，医局長などが，病院の運営方針から患者の治療方針，急変時の蘇生治療まで，同じ特性だけで正しいリーダーシップを発揮しているわけではありません。もちろん社会全体で見ても，政治家，会社社長，官僚といった職種，起業や混乱期，安定期などの状況によっても求められる特性は異なります。こうしたことが明らかになり特性理論は廃れていきました。

▪ 行動理論

　1940〜60年代にかけて，リーダーの行動面に注目して，どのような行動が組織にとって有用であるのかという研究が進められました。さまざまな研究を通して，リーダーの行動が，「結果重視型」と「人間関係重視型」という2つの志向性を持つことが判明しました。

結果重視型

　結果重視型のリーダーシップは，仕事の業績，生産性など結果や結論を重視するタイプです。職場の人間関係や満足度，モチベーションなどを配慮するよりは，仕事を達成すること，結果を出すことを優先して行動していきます。医療現場で最も想像しやすいのは緊急時対応です。心肺蘇生時には，蘇生するという目標に向かって，リーダーは結果重視の行動を行います。研修医が気管内挿管や除細動を行いたいと言っても，実行可能なレベルに到達していなければ行為はさせないでしょう。

人間関係重視型

　人間関係重視型のリーダーシップは，結果につながるプロセスや個人に注目して，職場の満足度や雰囲気を重視するタイプです。医療現場では以前にも増して，チーム医療が求められています。チーム医療の得意領域は，栄養管理，褥瘡ケア，嚥下リハビリ，緩和ケアなどADLやQOL向上，生活支援に関する領域であり，救命が求められる医療とは異なります。そのため，多職種者同士がお互いを尊重して，それぞれの専門性を集約することを重視するリーダーシップがチーム医療には合致するでしょう。

　研究を進めていくと，リーダーの行動パターンと組織の成果や業績との関係性は証明されず，2つの行動スタイルを継続しても，さまざまな状況や組織に対応できていないことが判明しました。よって状況要因を考える理論に発展していきました。

▪ 条件適合理論

　1960年代後半から行われた研究で，**自分を取り巻く周囲の状況や環境，組織の状態を考えながら，リーダーシップのスタイルを変化させることが好結果を生む「条件適合理論」**が示されました。フィードラーの理論では，状況が好ましくないとき，あるいは好ましいときには「タスク指向型」の業績が高く，それ以外の平常の状況では「人間関係指向型」の業績が高い成果を上げるとされています。また**パス・ゴール理論**では，**環境要因と部下要因の2つの条件の変化に対して，「指示型」「支援型」「参加型」「達成志向型」の4つのスタイルを適合することで，業績と職員満足度を高める効果がある**とされています。

・指示型：部下に仕事内容や目標を具体的に指示するタイプ
・支援型：部下の主体性を尊重して，必要に応じて支援するタイプ
・参加型：リーダーの意思決定や行動に部下の参加を促すタイプ
・達成志向型：目標やゴールを与えて，部下が達成できるように促すタイプ

　医療現場でも，緊急性や重症度といった状況要因，医師やスタッフの熟達度や信頼関係といった人的要因を元にして，リーダーシップのとり方が変わりますよね。皆さんも，仕事を任せられる積極的なスタッフがいれば「支援型」になるでしょうし，トラブル発生時には「指示型」になるでしょう。最も信頼できる部

下に対しては常に「参加型」のスタイルを取りますよね。

▪ サーバント・リーダーシップ（Servant Leadership）

　サーバントとは召使いのことです。このスタイルは，リーダーが召使いのようにスタッフに奉仕・サポートして，スタッフの行動を導くスタイルです。これまでリーダーシップは，ピラミッド型ヒエラルキーの上下関係で成り立つことが定説であり，スタッフは経営資源として指揮される位置づけでした。

　一方でサーバント・リーダーシップでは逆ピラミッド型のスタイルであり，最上位にいるのが顧客（我々の場合では患者）であり，顧客に相対している最前線の現場スタッフが次に尊重される立場です。スタッフは組織において最も価値がある経営資源であり，彼らが働きやすい環境を整えて活躍・成長の機会を与えることによって，結果的にはリーダーが実現したいビジョンや目標の達成へ導くのがサーバント・リーダーシップです。

　医療機関では人（＝専門性）の能力が組織の力となり，さらに現場での裁量権とパワーが強い構造になっているので，サーバント・リーダーシップは非常に親和性が高いと考えられます。**管理職1年目としてはベースにサーバント・リーダーシップの考え方を持っていると部署の成長を期待できるかもしれません。**

▪ トランスフォーメーショナル・リーダーシップ（Transformational Leadership）

　日本語では変革型リーダーシップと言われます。急激な変化が求められる組織や社会に影響を与えようとする組織には，非常にカリスマ性の高いリーダーが存在します。いわゆる強いリーダーであり，孫正義，スティーブ・ジョブズなどが当てはまるでしょう。名前を聞いただけでも，どんなリーダーシップか想像つきませんか？

　確固たるビジョンを描き，強い自信と信念を持ち，並外れた発想と行動力でリスクを厭わずに突き進んでいくリーダー像です。そんなリーダーのもとで，影響を受けた部下たちが強い信頼と結束を持って行動していく。それが変革型リーダーシップというスタイルであり，特に変化が激しい環境では高い業績をあげると言われています。しかし状況によっては，組織を破滅させるリスクも持ち合わせますので，一般企業ほ

ど変化や競争がなく，非常に保守的な組織である医療機関では少ないタイプかもしれません。一代で診療所から大病院を築き上げた名物院長によく見られるリーダーシップスタイルですね。

医療でのリーダーシップとは？

▪ 管理職のリーダーシップスタイル

　医療機関におけるリーダーシップは単純なものではありません。ここでは診療現場で求められるリーダーシップと，組織管理に求められるリーダーシップを分けて考えたほうがいいでしょう。皆さんは，診療現場では豊富な経験と専門知識・技術を有する専門職です。非医師であったとしても，医療機関では医師を超える専門性を持つ存在であり，おのおのの専門領域での臨床判断についてはリーダーであるといっても過言ではありません。

　一方で，管理職としては院長と現場をつなぐミドルマネジャー（＝中間管理職）です。上からも下からも来る課題に対して，現場スタッフを管理，叱咤，激励，参加，支援して立ち向かわなくてはなりません。診療現場と組織経営における最適なリーダーシップスタイルは別のものとして考えると整理しやすいでしょう。

　例えば，救急現場や手術室におけるリーダーシップは，病棟運営のリーダーシップとは異なるでしょう。また地域連携におけるリーダーシップも，災害時やトラブル発生時のリーダーシップとも異なるはずです。**さまざまなリーダーシップのスタイルがあること，リーダーシップの適応と結果には正解はないことを認識して，自分に見合ったスタイルを考えてみてください。**

▪ 医療現場ではスタッフ全員がリーダーシップを発揮する

　皆さんはリーダーだけがリーダーシップを持つべきであるか，と聞かれたらどう答えますか？　皆さんはスタッフの時代に，リーダーシップを意識したことはありませんか？

　医療においては，刻々と変化する状況に対して，その場で意思決定する機会が多くあります。また勤務帯によっては，自分よりも経験が乏しいスタッフとチームを組むこともあります。ルーチンワークでは淡々と作業をこなすだけですが，指示が必要な

場面，トラブルが発生した場面ではリーダーシップが必要となります。もちろん，上司がいる場合においても，リーダーシップを持って仕事をしたほうが，より積極的になるでしょう。

　皆さんは管理職として，職場のスタッフがリーダーシップ意識をもって仕事ができるように促すことが必要です。そのためには支援型・参加型のリーダーシップスタイルを取って，任せられる仕事については現場へ責任や権限を一部移譲することで，スタッフのリーダーシップ育成につながるでしょう。

▪ チームや状況によって変化する医療現場でのリーダーシップ

　これまで見てきたように，正直なところ，リーダーシップのスタイルが種々様々であるため，具体的なリーダー像にもバラツキがあります。チームや状況に応じて選択されるリーダーシップが，どのように行動につながっていくかを具体的にまとめます。

　ごく普通の当たり前なことですが，頭では理解できても，行動に移すことは容易ではありません。皆さんは，時と状況によって，リーダーとして自分の心地よいスタイルから，敢えて異なるリーダーシップを取ることも求められます。「立場が人を変える」という言葉があります。まさにリーダーに向けて進んでいく初めの一歩として，自らのリーダーシップを考えてみてください。

トラブル発生時,緊急時,チームがうまくいっていないとき：指示型リーダーシップ
・組織やチームの方針を明確に共有
・スタッフの役割分担とタスクを詳細に指示
・仕事の結果やプロセスをフィードバックして正しい行動を指示
平常時,チームがうまくいっているとき：支援型リーダーシップ
・組織やチームの方針決定に意見を求める
・スタッフに業務進行を委任
・途中経過の報告は欠かさず,業務がうまく進行するように環境整備や支援
現場スタッフを支援したいとき：サーバント・リーダーシップ
・組織やチームの方針やビジョンづくりはリーダーが決定
・現場スタッフの声を傾聴・共感して,自分の気付きに変えるようにする

- スタッフが働きやすく，愛着のある職場作りを心がける
- スタッフが自己実現や成長を実感できることを目標にする

新しい組織やプロジェクトを立ち上げるとき：トランスフォーメーショナル（変革型）・リーダーシップ
- 組織やチームの方針やビジョンを明確に打ち出す
- 目標を達成するためのロードマップを示して，先頭に立って行動する
- スタッフとの対話を通して，自分のビジョンや考えを共有し行動を鼓舞する
- チームやスタッフへ十分な配慮を行い，モチベーションを刺激する

ケースその後

　まず最初に整形外科カンファレンスの時間に合わせて，全医師と病棟看護師が参加する病棟会議をしました。そこでは，平均在院日数の目標と早期退院に向けて積極的に転院調整を行う必要性を話しました。必要性を理解していない医師に対しては，具体的に指示を出してクリニカルパスを1週間以内に作り直すように依頼しました。

　また入院後3日目もしくは手術日当日にリハビリ病院への転院の話を患者と家族に行うルールを決めました。会議前に看護師たちには何ができるのかを考えてきてもらい，入院前ADLや家庭環境の情報収集，歩行や排泄などの生活支援型リハビリテーションの実践などの意見を採用しました。

　翌月から看護師たちは摂食リハビリテーションに関わり始めることにしたので，食事介助を安全に行うために嚥下リハビリの専門家（高校時代の同級生）をレクチャーに招くことにしました。

　病棟で仕事をして半年経ち，この環境では想像以上に看護師の力が発揮できる潜在的な可能性に気が付いたので，できるだけスタッフが楽しく，積極的に仕事ができるように環境を整えていきたいと考えました。会議では医師に対しては指示型のリーダーシップ，また看護師に対しては参加型のリーダーシップを取ってみました。日常業務ではサーバント・リーダーシップを実践してみようと頑張っています。

文献

1. スティーブン P. ロビンス（高木晴夫訳）．新版 組織行動のマネジメント 入門から実践へ．東京：ダイヤモンド社，2009：257．

推奨文献

- 野田智義，金井壽宏．リーダーシップの旅 見えないものを見る（光文社新書）．東京：光文社，2007．
  2人の経営学者が対話形式で語るリーダーシップ論。自分の行動の中にリーダーシップがあると紹介されている。
- ジョン P. コッター（黒田由貴子，有賀裕子訳）．リーダーシップ論 第2版．東京：ダイヤモンド社，2012．
  リーダーシップ論の古典的名著であり，リーダーシップとマネジメントの違いについてもわかりやすく説明。
- 伊賀泰代．採用基準．東京：ダイヤモンド社，2012．
  経営理論ではなく，採用側からリーダーシップ論を語っている。コンサルや一般ビジネス向けに語ってはいるが，医療現場でも共通すると考える。
- 金井壽宏，池田守男．サーバント・リーダーシップ入門．東京：かんき出版，2007．
  資生堂の経営者が実践したリーダーシップと経営学者による解説。医療機関にも共通する考え方として参考になる。

column

チーフレジデントになるまで

　沖縄県立中部病院は米国占領下にあった1967年から臨床研修プログラムを運営しており，日本にはない米国式臨床教育が受けられることで全国から研修医が集まっていた病院です。一方でスパルタな教育体制や過酷な救急当直業務の評判も有名でした。

　総合内科志望の私は4年目に宮古島か石垣島の病院で働きたいと申し出ていましたが，当時の内科スタッフから残るよう頼まれて，約100人近くいる研修医のまとめ役を命じられました。内科研修プログラムでは研修医が関連する医療安全や判断ミス，リスキーな救急診療体制などの問題が山積みであることはわかっていました。せっかくだから，これまでの先輩たちとは違うことをしてみたいと，通常の4年目は将来自分が進む診療科の研修を行うところ，「チーフレジデント業務に専任して，当直と研修医教育，内科系緊急入院の診療科振り分けだけを行う」という提案をしました。するとOKが出て，**前代未聞の「研修をしない研修医」**の1年が始まったのです。それまでは病態や診断，治療に目が向いていたのが，診療現場の動きや研修システムの全体像に視点が移りました。この1年間の経験がなければ，組織マネジメントや病院経営に興味を持つことはなかったです。臨床を磨くために沖縄に行ったのに，臨床をしない時期を過ごすなんて，普通ならマイナスに感じますが，後に留学したときに，こういった経験こそが"Make a Difference"であると言われました。

Case 2
診療方針について意見が対立するとき
行動変容

ケース

　医療安全管理者のあなたは，入院後に発生する静脈血栓塞栓症の予防対策が不十分であることを感じていました。手術患者・非手術患者を分けて，エビデンスやガイドラインに基づいてリスク評価表とリスク別予防策指示表を作りましたが，各診療科の医師はこれらの表を使用していない状況でした。

　特に入院後肺塞栓症を発症した症例を調べていくと，本来は抗凝固療法としてヘパリン投与が推奨されている症例であるにもかかわらず，出血性合併症を恐れて投与していないことが明らかになりました。内科系診療科は推奨通りにしていましたが，外科系診療科では投与していませんでした。

　整形外科の医師に尋ねると理由を話してくれました。

　「もちろん推奨にあるヘパリンが必要なことは理解している。でもヘパリンを使用すると手術創からの出血リスクが高くなる。1年前にも，大出血して大変だった症例があったよね。推奨があったとしても，その通りにすることは難しく，患者さんのリスクに応じて投与するかを決めている」

　内科の医師は，「過去に肺塞栓症になって死亡した患者がいたから，出血リスクも評価して問題がなければ使用するようにしている。ヘパリンで出血することはあっても死亡することはないから，肺塞栓症になるよりもマシでしょう」と話しています。

　2人の医師は全く正反対の意見を持っていました。さて，医療安全管理者として，ヘパリン投与を推進していくためには，どうすればいいでしょうか……。

行動変容の原則

- 行動は自分の考え，他者の考え，実現可能性の3つによって生じる
- 人は客観的指標や経済的誘引に沿って合理的に行動を選択する
- 人は同じ価値であったとしても，リスクを回避するような行動を選択する
- 行動につながる合理性や心理状況を認識したうえで行動変容を促す
- 行動変容はメッセージやデザインによっても可能である

人が行動するメカニズム

　臨床現場で解決が難しいことの一つは，患者の行動変容です。例えば糖尿病の患者に，食事制限や薬の重要性を，説明する内容やコミュニケーションに配慮して，話していきますが，どうしても望ましい行動に変わらない方がいます。病気がよくならない，薬も減らせない，患者もわかっているけれども，習慣や行動を変えられない。これと同じことが病院の職員でも，自分のスタッフでも，そして自分の身の上でも起こっていませんか？　人の行動を変えることは簡単ではありません。行動はどのように発生するのかを，行動科学の理論から見てみましょう。

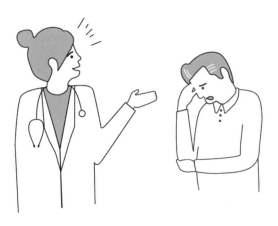

行動するまでの心理的なメカニズム：計画的行動理論

　何かを行動するときには，行動する意図が働かなければなりません。そうした気持ちに至るには，3つの要素があると考えます。1つ目は自分の中で「行動」についてどう思っているか，良い行いなのか，悪い行いなのか，どんな結果が生じるのか，という行動への考えです。2つ目は，その行動が常識的なのか社会的に認められているものかという判断や，周りの人が期待している行動であるのかという評価です。3つ目は自分が行動を実行できるかどうか，行動するための技術や知識はあるのかという可能性です。**つまり行動に対する自分の考え，他者の考え，行動の実現可能性，この3つが揃ってこそ行動する意欲が生じるのです。**

　例えば，患者に話しても，「先生の言うことはわかるよ，これ食べちゃダメだよな。母ちゃんにも怒られるよ。でも，ヤメラレナイんだよ」。そうです。行動をコントロールできないのです。それでも医師や家族は，少しでも制限できたら，大きく褒めます。血液検査の結果がよくなれば，自信をつけてもらいます。つまり，コントロールできる感

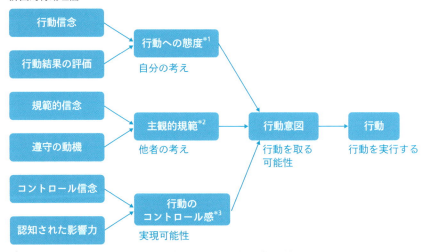

計画的行動理論

*1 行動についての個人的な評価。ある結果を招くと信じ，その結果に高い価値を置く
*2 重要な人が行動を賛成するか・しないかについての信念。彼らの考えに従って行動する動機（その信念に応えたいと思う心）
*3 行動についてコントロールできる信念。必要な知識や技術，資源を持っていて，その行動は簡単だと思うこと
(Rimer BK, Glanz K. Theory at a Glance: A Guide for Health Promotion Practice, 2nd ed. National Cancer Institute, 2005: Fig 3をもとに作成)

覚を育むのです。同じようにスタッフが望ましい行動を取っていないときには，どこに問題があるのかを探って，それに対して切り込むしかありません。

とはいえ，コミュニケーションだけで行動を変えられるほど，人は単純な生き物ではありません。やっぱり何かのインセンティブや利益がないと行動は変わらないでしょう。次に経済学的な行動変容を見てみましょう。

経済学的な行動変容

経済学は「人間は合理的である」という前提のもとに展開される学問です。合理的であるとは道理や論理に合っているということであり，感情や道徳はバイアスとして考えられます。つまりは，人間が最も無駄がなく効率的であること，自分の利益を最大化することへ向かって行動すると考えます。例えば商売であれば，買い手は安値で買おうとし，売り手は高値で売ろうとするのが合理的です。もしも売買が成立しなければお互いは何も得られないので，合理的に考えれば買値と売値を一致させて売買を成立させます。

すべての行動が合理的とは言えません（理由については後述）が，医療現場でも経済合理性に沿った行動パターンが見られます。診療報酬改定によって，皆さんが行った診療行為に点数が付くことになりました。その加算要件を満たすためには，A4サイズ1枚の書類を作成すれば可能です。さて，どうしましょうか？

多くの医療機関では，たった1枚の書類で点数がもらえるのであれば，加算を取りに行きますよね。患者に対して行う医療サービスに対して，正当な報酬をもらうのは合理的な考えです。DPC（診断群分類包括評価）対象病院であれば，術前検査を外来で行ったり，術後の検査を必要最低限にしたり，入院日数を減らしたりと工夫しますよね。安全な範囲で，入院収益を最大化させるようなクリニカルパスを作成するでしょう。また，患者の立場でしたら，住んでいる地域で小児の医療費が無償化されていたら，40℃の熱が出た場合，薬局で薬を買って様子を見るよりも，病院や診療所への受診を選択しませんか？

経済的な誘引は，我々の行動を合理的な方向へ動かすことがあります。もちろん，診療現場では，DPC入院期間Ⅱを超過していたとしても，安全に自宅に退院できない患者に対しては，無理やり退院させることは決してありません。しかし，マクロな集団として平均的な行動パターンを見ると，やはり合理的な方向へ動くものである

と考えます。

> **医療での経済的誘引による行動パターン**
> ・出来高払い制度（非 DPC 病院や診療所）のもとでは，検査や投薬が過剰になりやすい
> ・DPC 制度のもとでは，検査や投薬は必要量に限定されやすい
> ・医療費の無償化（かつては老人医療費，現代は小児医療費）ではコンビニ受診が増加しやすい
> ・ワクチンや健康診断を無料にすると，接種率や受診率が増加する
> ・病院よりも診療所外来受診のほうが医療費が高いことを知っている患者は，逆紹介を嫌がる

　人間は合理的に動くとは言っても，説明のつかないことがありませんか？　皆さん，宝くじについては，どう思いますか？　300 円で 1 枚買ったとしても，おそらく期待値は 300 円以下ですよね。前後賞合わせて 6 億円，確率的に合理的なくじと思いますか？　次の項で合理的でない行動をする理由を説明します。

行動経済学的な行動変容

　行動経済学は「人間は合理的ではない」という原則に基づいています。というのも，現実の社会では，どうしたって得とは思えない行動を取る人が少なくなく，その現象は従来の経済学では説明できません。それに対して，現実で生じる経済学の矛盾を心理学や行動科学からアプローチした行動経済学があります。
　悪性腫瘍の治療として，ある水を飲んだり，ある壺を購入したりする人がいます。医学的にも，常識的にも，合理的ではないと思える行動ですが，本人は極めてまともな決断であると信じています。もちろん我々も合理的でない医療行為を行ってしまうことがあります。
　ケースのような静脈血栓塞栓症のリスクが高い場合であったとしても，エビデンスで推奨されているヘパリン治療を行わない判断は日常的にあります。たとえ出血リスクがどんなに小さくても，ヘパリンを使わない判断をすることがあります。主治医が合理的な判断ができないのはなぜでしょうか？

> **合理的でない医療行為**
> - 不適切な抗菌薬の処方(風邪に抗菌薬投与,一般市中感染に広域抗菌薬投与)
> - 健康な人に毎年行う胃カメラ・大腸カメラ検査
> - 人間ドックで無目的に測定する腫瘍マーカー(20歳代男性にCEAやPSA測定)
> - 全身に貼る湿布

プロスペクト理論

　人は客観的価値が同じ状況であったとしても,本人が利得と感じるか,損失と感じるかによって主観的な価値観が異なることを表したのがプロスペクト理論です[1]。

質問1　あなたはどちらを選びますか?	質問2　あなたはどちらを選びますか?
A：確実に9,000円もらえる。	A：確実に9,000円失う。
B：90%の可能性で1万円もらえる。	B：90%の可能性で1万円失う。

　多くの人の答えは,質問1がA,質問2がBになります。この違いをどう考えますか?

質問1の考え方	質問2の考え方
A：+9,000円×100%＝+9,000円	A：-9,000円×100%＝-9,000円
B：+1万円×90%+0円×10% 　＝+9,000円	B：-1万円×90%+0円×10% 　＝-9,000円

　期待値は,選択肢A・Bともに同じ価値ですので,質問1では確実に得られることを選択しますが,質問2ではギャンブルを選択,つまり損失が0になる可能性にかけるのです。人は利得よりも損失の状況のほうが,心理的価値のインパクトが大きくなるとされています。よって,**損失にならないような行動や選択をする傾向(損失回避)を取る**のです。

　また年収400万円の人と年収4億円の人では,9,000円に対する利得感と損失

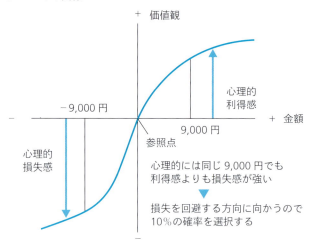

感は異なりますよね。つまり，人によっては利得と損失が切り替わる参照点が異なります。さらに手持ちが0円の人が9,000円を得るのと，手持ちが10万円の人が9,000円を得るのでは，0円の人のほうが喜びが大きいですよね。つまり心理的価値の増減の幅も変わります。こうして得られる心理的価値を示したものが，プロスペクト曲線になります。

ケースを言い換えれば，出血は損失，静脈血栓塞栓症の予防効果は利得として考えると，整形外科医は損失を回避するべく行動をします。一方で内科医は肺塞栓症は損失，予防効果は利得として考えた行動をします。つまり両者は利得と損失を考える評価自体が異なります。別の見方をすると整形外科医と内科医の参照点が異なっていると，整形外科医にとっての損失感が，内科医にとっての利得感になってしまうことがあります。この場合でも選択する行動が変わりますよね。

▪ 現状維持バイアス

人の行動は得ることよりも失うことに対して心理的喪失感が強くなるので，失いたくない行動を取る傾向があります。たとえ得ることのほうが大きかったとしても，現状を維持することを優先してしまいます。これが現状維持バイアスです。皆さんは，次

のような行動を取りませんか？　パソコンや携帯電話の設定が初期設定から変えられない，外食するときにはいつも同じようなメニューを注文してしまう。もちろん，このバイアスは医療現場でもあるので，利得感が損失リスクを大きく上回らないと行動は変わりません。身近にそのような例はありませんか？

▪ フレーミング：数字の見え方による心理的影響

　ハーバード大学医学部で医師，学生，患者を対象に肺がん患者に対する手術か放射線治療かの治療選択について研究が行われました[2]。治療1年後，5年後の治療効果として，生存率を示したデータを提供した群と，死亡率を示したデータを提供した群の2つの群で治療方法の選択に差が生じたでしょうか？

　合理的に考えれば，（死亡率）＝100％−（生存率）ですから，同じ客観的価値であり選択も同じになるはずです。しかしながら医師，学生，患者にかかわらず，生存率を示した群よりも死亡率を示した群で明らかに放射線治療を選んだ人が多かったのです。

　当時は治療後1年目までは放射線のほうが生存率が高く（78％ vs. 68％），5年目では手術のほうが高い（34％ vs. 22％）状況でした。生存率だけの情報では全体で82％が手術を選択しましたが死亡率だけの情報では56％しか選択しませんでした。そして，すべてのグループで同じ傾向が見られました。通常は生存率をベースに説明を行います。しかし，同じ事実を死亡率で話すと異なる選択になるのです。

　これは同じ意味をもつメッセージであったとしても，表現や見え方を変えることで人の行動や意思決定が影響されるということです。ケースの例で言えば肺塞栓症での死亡率を提示しておいたら，医療者の行動が変わったかもしれません。

どうやって人をコントロールするのか

　管理職はスタッフや他職種の行動変容を促す存在です。多くは自らモチベーションを持って変えたり，マネジメントの指示・命令によって行動を変えたりします。皆さんが，職場で最も困っているのは，それでも行動が変わらない人々です。これまでの行動理論を踏まえて，どんな解決策があるのかを考えてみましょう。

1. 計画的行動理論に基づいたアプローチ

　このアプローチが最も基本的原則に沿ったものになるでしょう。3つのポイント（自分の考え，他者の考え，行動の実現可能性）で考えてみます。まずは，なぜ行動を変えなくてはならないのか，行動を変えることによって何が得られるのかを理解させることが重要です。さらに，皆さんの期待感や社会的な評価を認識させます。最後に行動変容のために，必要な知識や技術を明らかにしたり，場合によっては支援を約束することで，相手に自信を与えてください。この3つが揃って初めて，行動する意欲が生まれます。

2. 経済学的アプローチ

　このアプローチでは合理性や論理性を強調することです。**合理性が最も理解しやすいのは客観的指標です**。例えば，診療であれば静脈血栓塞栓症発症率，褥瘡発生率，転倒転落発生率などの臨床指標，検査であればCT検査件数，薬剤であれば薬剤指導管理料算定件数などの経営指標があります。
　これらの指標を基準にして，臨床的に適切な方向に行動を促すことがアプローチの一つです。また臨床研究でのエビデンスに沿った意思決定も同じように合理的であると言えます。Evidence Based Medicine（EBM）では，信頼できる臨床研究を見極めて，エビデンスのある診療行為を，実際の診療に活かしていくという考え方であり，医師の世界ではEBMは常識的なアプローチです。このような手法は診療だけでなく，経営においても活用できます。

3. 行動経済学的アプローチ

参照点の移動

　図で示すように内科医と整形外科医の参照点が異なると，ヘパリン治療による利得と損失の評価が変わってきます。たとえ内科医が静脈血栓塞栓症の予防効果を利得としても，整形外科医は出血という損失を回避するほうに心理的価値を置きます。この前提を理解したら，次に整形外科医の参照点を内科医側に引っ張るようなアプローチをすればよいでしょう。出血によるリスクと静脈血栓塞栓症によるリスク

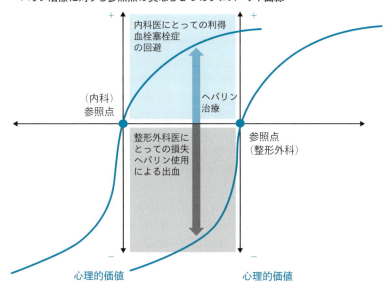

ヘパリン治療に対する参照点の異なる2つのプロスペクト曲線

（最悪のシナリオは肺塞栓症で突然死）を，心理的価値や損失感をくすぐるように説明することが必要です。

フレーミング効果

肺がんの治療選択のように与える情報の見せ方を変えてはどうでしょうか？　もちろん，嘘はいけません。目的によってネガティブな面を強調したり，ポジティブな面を強調したり，メッセージを変えてみると意思決定が変わるかもしれません。例えば，静脈血栓塞栓症の予防をしない場合の静脈血栓塞栓症の発症率と肺塞栓症での死亡率を強調してみる，ヘパリンを使用した場合に出血しない確率を強調する，などでしょう。

ナッジの適応

ナッジ（Nudge）とは「肘でそっと突っつく」という意味であり，特定の選択肢に誘導させる手法です。人は現状維持バイアスがかかるために，デフォルトの初期設定を維持する傾向があります。静脈血栓塞栓症のリスク評価と治療選択を入院時書類

チェックボックスのデザインで誘導されるナッジの例

オプト・イン方式

ヘパリン使用を指示する際はチェックしてください
☐ ヘパリンを使用します

オプト・アウト方式

ヘパリン使用をしない際にはチェックしてください
☐ ヘパリンを使用しません

に組み込み，さらにヘパリン使用を促すような書面のデザインに作り込むことも手法としてあります。

オプト・アウト方式では，「ヘパリンを使用する」ことがデフォルトになっているので，リスクがなければ使用する方向へ誘導されます。医療者であればリスク評価の重要性を認識していますので，決して悪質な誘導ではありません。

》》ケースその後

内科医と整形外科医では同じようにリスクと考えているもの，また利得感，損失感，参照点の捉え方に違いがありました。もちろん，両者ともに患者のために働く気持ちに変わりはありません。とはいえ，ガイドラインやエビデンスにおいては，静脈血栓塞栓症の予防を行うことが推奨されています。

あなたは，過去5年間で入院後に発症した静脈血栓塞栓症と肺塞栓症の症例を調べて，担当診療科，死亡率，リスク評価と予防治療の有無や内容などを明らかにしました。また出血性ショックになって集中治療室へ転棟した症例数も調べました。これらの結果としては，整形外科では明らかに他診療科よりも肺塞栓症の発症率が高く，その症例群では十分なリスク評価と予防対策がされていませんでした。また出血性ショックの症例数よりも，肺塞栓症のほうが多いことも明らかになりました。

当初，この数字を整形外科医に見せたら，プライドを傷つけてしまい，逆に

怒られないかと不安でしたが，思い切ってすべての指標を見せました。すると整形外科医は眼を丸くして，認識を180度変えたのです。幸い死亡症例はなかったことに安堵していましたが，いつそうなってもおかしくないというリスク意識を持ったのです。これまで，医師は客観的指標によって思考が正反対に変わることがあると聞いていましたが，ここまで変わるのを見たのは初めてでした。

　整形外科医のリクエストがあり，あなたは出血リスクと血栓リスクを同時に明らかにできるような評価表と，それに応じてヘパリン使用を促すようなアルゴリズムをデザインした「静脈血栓塞栓症リスク評価・予防治療システム」を電子カルテシステムに導入しました。また入院時オーダーと手術申込オーダーに紐付けて自動的にシステムが立ち上がるような仕掛けも行い，自動的に予防ができるようにしました。今後の発生率にどう影響するのか楽しみです。

文献

1. ダニエル・カーネマン（村井章子訳）．ファスト＆スロー（上・下）あなたの意思はどのように決まるか？　東京：早川書房，2014.
   行動経済学をわかりやすく書かれた文庫本で，感情や心理に基づいた人間の行動パターンや認知バイアスなどについて説明している。
2. McNeil BJ, Pauker SG, Sox HC Jr, et al. On the elicitation of preferences for alternative therapies. N Engl J Med 1982; 306: 1259-62.

推奨文献

- 河口洋行．医療の経済学 第3版．東京：日本評論社，2015.
  医療における経済学の視点を平易に書いている。
- 平井　啓．行動経済学×医療．週刊医学界新聞（第3237号 2017年8月28日〜第3282号 2018年7月23日連載）．
  具体的なケースを元にさまざまな理論を説明している。

Case 3
自信過剰な若手の指導に悩んだとき
教育的コミュニケーション

ケース》》

　あなたは新しく赴任した病院の**救急科副部長**になり，昔の指導医であった部長から教育能力の高さを買われて後期研修医の教育担当者として任命されました。4月の赴任後早々に5年目となる救急科の後期研修医から相談されました。

　後期研修医「救急室の看護師が動いてくれません。自分が言ったことをやってくれないし，スタッフの動きが悪くて，救急といえるレベルではないんです。先月，短期研修に行った救命センターでは，動きが非常によかったんですが，ここはダメですね」

　あなた「どんなことがあったの？」

　後期研修医「緊急挿管時に筋弛緩薬を依頼しても，すぐに出てこなかったり，胸腔ドレナージをしようとしても，誰も準備してくれないんです」

　何か事情があると感じ，その日の午後，主任看護師と話をしました。

　主任看護師「彼は急に，これやる，あれやるって言うんです。緊急挿管の患者の場合は搬送されて30分経過したところで，いきなり挿管すると言われました。ドレナージの準備と言われても，チューブの種類やサイズの指示がなかったので動けなかったんですよ」

　それから1週間，あなたはその研修医の診療スタイルや行動を観察しました。カルテ記載は整理され，プレゼンテーションは完璧でした。後輩の初期研修医への指導も，論文や教科書を見せながら，しっかりと行っていました。一見すると，何の問題もなさそうです。

　ある日，研修医が病棟で発症したショック患者を対応していたときです。

ショックが起こっているにもかかわらず，電子カルテのモニターの前で約30分間動かなかったそうです。すると，いきなり看護師に向かって，中心静脈カテーテルの挿入，ノルアドレナリンの準備とメロペネム投与の指示を出して，さらに「この患者は重症なのに，なぜ大部屋から重症個室に移さないんだ」と怒っていたそうです。

どうやら問題なのは研修医のようです。どうやって教育していこうか，頭を抱えています。

教育的コミュニケーションの原則

- 成人学習理論を理解する
- 実践からの省察，振り返りを通して学習を促す
- 自分と相手の性格や特性を知る
- 相手との関係性によって，コミュニケーション・スタイルを変化させる
- 最終的にはテクニックではなく，人間性と信頼関係が重要

管理職が行う教育的コミュニケーション

管理職が部門や部署のスタッフとコミュニケーションを取る際には，大きく分けて2つのコミュニケーション・スタイルがあります。①**業務マネジメントとしての指示命令系統的コミュニケーション**と，②**非業務的な対応（動機づけ，コーチング，メンタリング，フィードバック）としての教育的コミュニケーション**です。

前者はいわゆる「ホウ・レン・ソウ」の形式（報告・連絡・相談）を取り，上司部下としての関係性（レポートライン）のなかで無機質に行うもので，誰が行ったとしても変わりはありません。

一方で，教育的コミュニケーションは，お互いの性格や相性によって，伝えた内容の解釈や行動が大きく変わってきます。我々の医療現場は業務と教育が混じり合った新しい技術や業務を学習していく環境であり，そして過酷な現場でスタッフと励まし合い進んでいく環境でもありますので，どうしても教育的コミュニケーションを駆使していかなければなりません。

教育的コミュニケーションといっても，新人の技能教育で用いるポジティブ-ネガティブ-ポジティブのサンドイッチといったテクニック論ではありません。皆さんはスタッフと年単位の関係性の中にいますので，テクニックやスキルよりも深いコミュニケーションを探していくべきでしょう。

成人教育ならではのアプローチが必要

それぞれの部署や部門のスタッフは，わずかな新人を除けば，何年もの経験を有し，それぞれの意思と判断の下で働くことができる人材です。**我々管理者は，一人の成人と向き合った場でのコミュニケーションを取らなくてはなりません。**その前提として成人学習理論[1)]を知る必要があるでしょう。

・なぜ学習する必要があるのかを理解する
・自分の行動に責任を持ち，学ぶことにも積極的である
・人生での多様な経験に基づいて学習を進める
・日々の生活や仕事で必要と判断したタイミングで学ぼうとする
・日々直面する問題や仕事を解決するために学ぶ
・最も強い学習のモチベーションは，満足感や自尊心など自らの内面にある

成人学習理論の特徴
（Knowles MS, et al. The Adult Learner. The Definitive Classic in Adult Education and Human Resource Development, 8th ed. Oxford: Routledge, 2015. より作成）

皆さんが受けてきた昭和の学校教育とは全く別物で，成人教育では個々のスタッフを尊重しながらアプローチすることが大切です。特に仕事や専門性の実践に直結するような点を，現在進行形の事例，もしくは発生する確率が高い事例から優先的に学習することが強調されています。

管理職の皆さんは，成人は強制ではなく自己のペースで学習することを好むとされていますが，部下がいつまでたっても勉強しないと嘆いていませんか？　この点はモチベーションへの刺激を駆使して，スタッフに動機づけを行うところです。それでも難しく，知識や技能の取得が業務的に必要である場合には，学習の開始を待つよりも，業務指示としてマニュアルやルールなどの作成を命じて，強制的に学習しなければならない機会を作り出すしかありません。

もう一つ重要なことは実践や経験から学ぶことです。我々専門職はすべての事例に対応できる知識や技術を得た後で実践するのではなく，日常業務で発生した

課題や失敗から学習していきます。**専門職の学習とは行為の中で得られた経験を振り返って発見や学習につなげることで,「行為の中の省察」「状況との反省的対話」「省察的実践」とも言われます**[2]。つまり,うまくいかなかったことを放置せずに,そこに学習の芽があると捉えて,皆さんがスタッフと共に振り返ることが,何よりも専門職としての学習につながるでしょう。

相手を診断して,最適なコミュニケーションを選択する

　自分と相手の相性に悩んだことはありませんか？　スタッフに対して,相性が合う合わないだけでなく,指示に従わない,人の話を全く聞かない,話の内容が理解できていないと思ったことはありませんか？　それはすべて相手のせいでしょうか？　血液型が合わないからでしょうか？　同じ医療職で同じ方向を向いて仕事をしているといっても,行動や思考過程において自分と他人は全く異なるものであるという前提を持ってください。**スタッフとの関係に悩んでいる方は,単純な好き嫌いの構図になるよりは,その違いを知ることで皆さんの心持ちが変わってくるでしょう。**

　米国で開発されたMeyers-Briggs Type Indicator(MBTI)と呼ばれる性格分類の評価指標があります。日本でも一般企業の中には職員をMBTIのプログラムで分析して,職員配置や業務分担,人間関係の構築に役立てているところもあります。MBTIでは100問近い質問に答えて,インストラクターからフィードバックを受けることで,基本的な4つの軸である,①個人のエネルギーの方向性,②好みの認知,③判断特性,④外界に対する態度や接し方の特性を明らかにします。さらに,それぞれ4つの軸を掛け合わせ,合計16種類の性格特性に分類します[3]。

　MBTI性格分類について下記で細かく見ていきましょう。
・心のエネルギーの源:外向型(Extraversion),内向型(Introversion)
・ものの見方:感覚型(Sensing),直観型(Intuition)
・意思決定の方法:思考型(Thinking),感情型(Feeling)
・外界への接し方:判断的態度(Judging),知覚的態度(Perceiving)

　4つの特性を評価して,外向型(頭文字のE),感覚型(S),感情型(F),知覚的態度(P)が特性として表れた場合はESFPのグループになり,内向型(I),直観型(N:2文字目のn),思考型(T),判断的態度(J)の場合はINTJのグループになり,

それぞれ行動や思考パターンの傾向などが明らかになります。

　こうした特性を認識して，皆さんのスタッフを思い浮かべてください。判断的態度が高い傾向のある部下に対して指示を出したとき，動き出すのが遅く見えるかもしれません。あなたが出す指示の意味合いや望まれている行動を考えて，整理してから動き出す傾向があるからです。だから臨機応変に動きながら考える知覚的態度が高い人から見ると，「レスポンスが遅いな」「嫌々やっているのかな」と思うかもしれません。

　また外向型・内向型は，いわゆる活発な人，内気な人という意味ではなく，周囲の人々やチーム活動などに関わることでエネルギーになる人と，自分の中で内省することがエネルギーにつながる人のことです。

　仕事の質や成果は同じでも，それぞれの人は自分に合ったやり方を選択します。仕事を割り振りして，チームで行うのがうまい人もいれば，自分の中で消化してやり遂げてしまう人もいます。医療現場だとチームで動くことが称賛されやすいので，外向型の人を求める傾向があるかもしれませんが，それはチーム医療に向く業務に限りますよね。

　もちろん，人の性格が16種類に分類できる訳ではありません。ここでは一つの分類法の例として提示しました。個別にコミュニケーションを取っていくときに皆さんが気を付けることは，スタッフの多様性を理解して，適切なコミュニケーションを図ることです。

　よくあるのは，自分と話が合わない，話と行動がつながらない，話しても黙り込んでしまう，考えもせずに動いてしまうなど，自分が期待しているようなコミュニケーションや行動を相手が取ってくれないときにフラストレーションがわいたり，残念な気持ちを持ったり，あるいは悪い評価をしていませんか？

　心がけるのは上司としての考えを，最もスタッフが理解しやすい形で伝える，そしてレスポンスを相手の特性に合わせて評価することではないでしょうか。最終的には会話のやり取りを通して，皆さんが彼らに求める行動や役割を果たせるように促していくことが目標になるでしょう。ただし，時と場に応じて，自分のスタイルを前面に押し出すコミュニケーションも必要です。それは絶対的なリーダーシップを見せるとき，自分の主張を曲げず妥協しないときなどでしょう。その場その場で，効果的なコミュニケーション・スタイルが取れたら最高ですよね。

　ここではコミュニケーションを図る際に多様性を理解することを強調しましたが，

これは決してテクニック論で説明しているのではなく，人が持つべき大事な本質であるということを忘れないでください。コミュニケーションといった狭い世界ではなく，人の活動のすべてに共通する前提として捉えることが大事です。

教育的コミュニケーション技法

皆さんとスタッフの相性や関係性によって，取るべきコミュニケーション技法を変える必要があります。もちろん成人学習理論に沿って行うことが大切でしょう。ここでは医師−患者関係で用いるコミュニケーションを応用して，臨床教育学で紹介されているモデルを紹介します。

▪ 指導者と学習者の関係性を配慮する

お互いの能動性と受動性を考えてスタイルを変化させてみましょう。まずは自分の話し方を変えてみてください。もちろん，それぞれのスタイルに応じて，必要とされるテクニックも異なります。たかがテクニックとは言わずに，まずは意識的に使い分けてみましょう。

次は実践スキルについて見ていきましょう。たとえ指導者と学習者の関係性に違いがあったとしても，このスキルを実践することで，学習者の理解度を明らかにする

	能動的な指導者	受動的な指導者
能動的な学習者	協働的教育 ・ディスカッション中心 ・一緒に知識や技術を探索 ・対立的・攻撃的にならないように注意する	支援的教育 ・意見や考えを傾聴 ・ヒントやアドバイスを提示（文献や資料を提供） ・物足りない，やる気がないと誤解されないように注意する
受動的な学習者	指示的教育 ・学習者のレベルを把握して，必要な指導内容を準備 ・講義や説明が中心 ・積極性が生まれるように動機付けや目標を立てる ・一方通行的にならないように注意する	非参加的教育 ・本質的教育行為は発生しない ・業務上で最低限必要な内容の伝達 ・指導者の入れ替えが望ましい

教育的コミュニケーション・スタイル

ことができ，さらに受動的な学習者を能動的に発言させ，能動的な学習者をさらに能動的にすることができるようになります。ぜひ活用してください。

臨床教育の Five Steps Model

　個々の場で標準的に使用できる教育的コミュニケーション・スキルとしては，「マイクロスキルモデル」や「1分間指導医モデル」といわれる実践スキルがあります。通常は研修医教育で使用されるものですが，医療職全体に使えるスキルです。基本は考えや根拠を傾聴することです。ガマンが肝心です。相手の状況を理解した上で，その理解度の診断を行い，皆さんの指導を開始してください。

　できれば，下記の Five Steps Model[4]の1〜5までのコミュニケーションを行った後に，今後の学習課題を共有したり，学習を振り返ったりすることも大切です。一方的な教えよりも対話を重視したプロセスを意識することです。

1. 学習者の考えを述べさせる
2. 学習者の考えを支持する根拠を探る
3. 指導者が一般論を教える
4. 指導者が学習者の正しく行えた点を指摘する
5. 指導者が学習者の誤りを正す

人間性や信頼関係が重要

　何といっても，**最終的には人間性や信頼関係がコミュニケーションの柱になります**。コミュニケーション技法はあくまでも技法であり，最も意思疎通を図る確率が高い手段に過ぎません。仕事の場でのコミュニケーションは，限られた時間の中で結果を出すための最短距離を進むための道具という認識でもよいかもしれません。

　究極的に求めるものは，遠回りであったとしても，信頼関係を構築することです。そして信頼関係を構築するプロセスを越えた後には，皆さんが最もリラックスできるコミュニケーション・スタイルを取ることができるでしょう。皆さんがスタッフに気を遣い，スタッフが皆さんに合わせるようなコミュニケーションではなく，皆さんとスタッフがお互いに自然体でコミュニケーションできるのが目標です。

>> ケースその後

　この研修医は，自分の中で病態や治療方針をじっくり考えるタイプで，動きながら考える，考えながら指示を出すことができないようです。そして，他のスタッフが自分の考えに合わないと，仕事ができないという評価を下しているのです。

　さて，この研修医の話を聞きながら，コミュニケーションのスタイル，思考や行動のパターンを診断してみました。このプロセスは，まさに問診です。実際に目的意識を持って聞いていくと以下の4つのことがわかってきました。

　①思考パターン：問題を分析することが得意なようです。間違いを犯すよりも，一発で正解したいので，自分の中でじっくりと考えるようです。②行動パターン：自分で決めた目標に向かって真っ直ぐ進む。失敗を恐れて慎重に行動する。重要なことは他人に任せるよりも自分で行う傾向があります。③コミュニケーション・スタイル：分析した正しい情報を発信することが重要。情報が正しいと判断すれば受け入れますが，間違いを恐れて，納得するまで鵜呑みにはできないようです。④チーム医療への考え：自分が医師として，正しく診療をコントロールすることを責務と考えていました。

　以上から，かなり内向的で分析的な性格であり，自分に絶対の自信と責任感を持っているようです。医療現場では必要な特性でもありますが，チームで働くのは難しく，自分を過信するリスクが伴います。

　あなた「こういうタイプには圧倒的な診療能力の差を見せてから話をしていかないと，彼に何を言っても無駄だろう。真面目さはあるから，多職種スタッフの専門性や視点の凄さを知るようなチーム経験を持てば，もう少し他者を受け入れることができるだろう。それと行動するまでの時間をどうやって短くするか。ここは時間をかけながら，行動変容させていくしかない」

　業務への支障や患者リスクがあるときには直ちに本人への注意を行い，場合によっては指導医の配置を変えたり，業務ルールを決めたりする必要があります。もし本人の行動変容を待てる状況であれば，教育に時間をかけて，レスポンスや気付きを待つことも教育の一つです。

　例えば，感染対策チーム（ICT）や栄養サポートチーム（NST）などのチーム医療活動で，特に関心がある領域を聞いて，多職種活動に参加させたり，本人が

関与した救急室や病棟でのインシデント事例があれば振り返りに参加させて，チームで働くことの意味を気付かせることもできます．まだ将来があるわけで，医療人として適切な行動を今のうちに気付かせることが大切です．

文献

1. Knowles MS, Swanson RA, Holton EF. The Adult Learner. The Definitive Classic in Adult Education and Human Resource Development, 8th ed. Oxford: Routledge, 2015.
2. ドナルド A. ショーン（佐藤　学，秋田喜代美訳）．専門家の知恵―反省的実践家は行為しながら考える 東京：ゆるみ出版，2001.
   専門職の学習や教育について実例と理論を織り交ぜながら解説した書．
3. American College of Physician Executives 編（青木則明，大田祥子，大石まり子監訳）：医療マネジメントのエッセンス―臨床・研究に続く医師の第 3 のキャリア．東京：NPO 法人ヘルスサービス R&D センター（CHORD-J），2007.
4. Neher JO, Gordon KC, Meyer B, et al. A five-step "microskills" model of clinical teaching. J Am Board Fam Pract 1992; Jul-Aug; 5: 419-24.

推薦文献

- ニール・ホイットマン，トーマス L. シュウェンク（伴　信太郎，佐野　潔監訳）．臨床の場で効果的に教える―「教育」というコミュニケーション．東京：南山堂，2002.
  コミュニケーションを中心とした臨床現場での教育書．
- 尾藤誠司，藤沼康樹編．決定版！スグに使える臨床研修指南の 21 原則．東京：医学書院，2005.
  10 年以上も前の本であるが，現在も臨床教育の中心で活躍される著者らが作成した実践書．

column

手探り状態の沖縄チーフレジデント時代

　沖縄県立中部病院でのチーフレジデントの主な業務は，臨床研修プログラムのローテーション作成などの事務作業，研修医の精神的ストレスに対するケア，教育的活動として内科系カンファレンスやオリエンテーションなどの企画・運営，救急室や外来での研修医指導，各種委員会や医療安全に参加しました。さらに内科医である私は日中の内科救急入院と内科研修医外来での症例振り分け，ベッド調整，研修医が行う手技や処置のサポートなどを行いました。日常においては病棟看護師と研修医のトラブルの仲裁であったり，研修医の愚痴を聞いたり，指導医に呼び出されて研修医の注意を受けたりと，「上下左右挟まれ役的なポジション」でした。当時，事務スキルもなく，マネジメントやネゴシエーション，企画の仕方など，何の方法論を知らずに手探りで行っていたので，思い返すと非常に効率が悪く，泥臭く行っていました。また一つ一つの問題解決に膨大な労力と時間がかかり，自分の能力や適性についても自信を失うことも多かったです。

　チーフレジデント終了間際，慶応ビジネススクールの高木晴夫先生が講演に来られました。その帰路，那覇空港に向かう高木先生の運転手をしていた私は，先生が組織行動学やリーダーシップ研究の日本の草分けであることは全く知らずに，チーフレジデントの悩みを相談しました。短い時間でしたがマネジメントを学ぶ重要性，MBAの存在を教えていただき，『組織行動のマネジメント』を紹介されました。この本を読んだときに本当に目からウロコが落ちるというのを実感しました。色々と悩んでいた事象の原因や対処法が言語化されて，すべてに納得がいったのです。だからこそ，そんな悩みを抱えている現場の方に本書を届けたい。すべてはチーフレジデントの苦い経験から始まっているのです。

Case 4

部下のやる気を取り戻すには？

モチベーション管理

ケース

4月に**主任薬剤師**になったあなたは，内科系4病棟での病棟薬剤管理の統括，抗菌薬適正使用プロジェクトチームを任されました。5名の薬剤師を部下にして業務を回さなければなりません。

最近，10年目の薬剤師の斎藤君が仕事に集中できないようです。彼の話では，「一通りの業務を行うことができるようになって，毎日が完全にルーチンワークになってしまった。昔は新しいことを覚えたり，調べたりして楽しかった。最近は新人の教育を任されたりするけれど，何を教えればよいのかわからなくて，質問されたことしか教えていない」と訴えていました。

どうやら，自分の成長を実感しなくなり，仕事内容もルーチンワークになってしまって，仕事もキャリアにも積極性とやる気がなくなっていたのです。

斎藤君は病棟管理とプロジェクトにおいて右腕になる存在です。内科系病棟での持参薬処方や薬剤管理，全診療科で処方される抗菌薬の適正使用など，彼の経験と協力なくして，業務を進めることはできません。彼のやる気をどう取り戻すのか，それが何よりも先に解決する課題であることは明らかです……。

モチベーション管理の原則

- モチベーションをコントロールするさまざまな理論や方法がある
- 個々の状況や職業にフィットする理論もあるので，それを見つけよう！
- 目標設定理論による実践は，多くの場所で行われている
- 管理職としてのモチベーション管理はキャリアデザインの視点で考える

モチベーションとは？

スティーブン・P・ロビンズは，モチベーションを「何かをしようとする意志であり，その行動ができることが条件となって，何らかの欲求を満たそうとすること」と定義しています。

抽象的な表現すぎて，これでは何を意味しているのか理解できませんよね。簡単に言えば，やる気や動機づけといったほうが我々には適切かもしれません。これまでの社会経験で，皆さんはモチベーションの有無によって，獲得する知識や技術，患者への対応に差が出ることはよく知っているでしょう。

学生から大人まで，どんな職種であったとしても，モチベーションによる影響が研究されていて，多くの心理学者や組織行動学者がさまざまなモチベーション理論を提唱してきました。それぞれ証明されているもの，概念的なもの，適応しやすい理論など多種ありますが，色々な考えを知っておくことは役に立つでしょう。

さまざまなモチベーション理論

動機づけ要因・衛生要因理論

満足や不満足を感じることは，日常生活でも職場でも常につきものです。皆さんのスタッフからも不満の声が多く聞かれるのではないでしょうか。夜勤が多い，有給休暇が取れない，（看護師や技師から）医師のオーダーがメチャクチャ，（医師から）指示通りに看護師が動いてくれない，（新人から）先輩が教えてくれない……などなどあります。一方で満足感の声の中には，担当患者が退院した，先輩に褒められた，学会で発表できた，今年の経営目標を達成した，などがあります。これらの満足や不満足を検討すると，次ページの図のようなことがわかります。

動機づけ要因・衛生要因理論を提唱したフレディック・ハーツバーグは，不満足の解消は満足感につながるものではなく，**満足感を充実させることこそがモチベーションにつながる**と説明しています。図を見てもわかるように不満足感につながる要因は自分の外部から与えられたものが多く，一方で満足感は自分の内面から沸き上がるような内的要因が多いとされています。

外的要因を取り除くことは不満足感を解消できますが，それは直接，満足感には

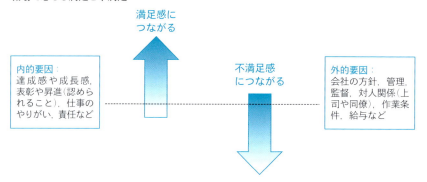

職場で感じる満足と不満足

つながりません。むしろ内的要因を充実するような機会や取り組みを与えることがモチベーションにつながるとされています。たとえ有休が取れない忙しい職場であったとしても，担当した業務がうまくいっていたり，自分の実力を発揮して感謝されたり達成感や充実感につながると，大きな満足感を得ることはありませんか。

医療管理職が意図的に，そうした達成感や充実感を与えられるような機会や職場環境を作ることができれば，職場の満足感やモチベーションが得られるかもしれません。

例えば，職員同士，ありがとうや感謝を手紙や掲示板で伝え合うことを公式に取り組んでいる病院では満足度が高いそうです。また毎年，病棟やチームで行った業務改善や研究の発表会をお祭り的イベントとして盛大に行う病院でも充実感を持たせることができるでしょう。

スタッフたちが仕事をする上で，どのような欲求が存在するのでしょうか？　その欲求を刺激して，彼らのモチベーションをコントロールできれば管理職としては嬉しいですよね。人の欲求からアプローチしているのが，3つの欲求理論です。

▪3つの欲求理論

社会生活を行う際，我々には3つの主要な動機や欲求が存在していると考えます（デビット・マクレランド）。
1. 達成欲求：目標を設定して，それを達成しようと努力する欲求
2. 権力欲求：他人に影響を与えてコントロールしたいという欲求

3. 親和欲求：友好的な人間関係を構築したいという欲求

1. 達成欲求を志向する人
　自分の努力や責任で，仕事や業務の目標を達成する意思が強い特徴があります。また自分の成長につながるような経験をしたいという欲求も強いです。こうした人に対しては，次の項で説明する目標設定理論に沿ってチャレンジングな目標を作ることが，さらなるモチベーションにつながります。

2. 権力欲求を志向する人
　他人に影響を与えたり，組織をコントロールする意思が強い特徴があります。地位や名誉などを重視するので，昇進や表彰など目に見える報奨や，あるいは人に指示したり，組織を動かせられるような権限や責任を得ることにモチベーションを持つでしょう。

3. 親和欲求を志向する人
　競争的な状況よりも和や関係性を重視する傾向があります。また他人に好かれたい，よく見られたいという欲求も強いです。ですから成果や目標達成よりも，集団や組織の和や雰囲気を優先していきます。殺伐とした環境や競わせるような環境よりも，みんなで一緒に作り上げていく環境のほうがモチベーションにつながるでしょう。

　皆さんのスタッフ一人一人を思い浮かべてみると，どのような欲求を持ち合わせているでしょうか。もちろん複数の欲求を持ち合わせている人もいるでしょうし，状況によっても変化するでしょう。それぞれの個性を持ち合わせるスタッフに対して，画一的にアプローチするよりも，これらの欲求度の強さを理解して，業務を分担したり，フィードバックしたりすることで，個人のモチベーションに影響を与えることができるかもしれません。
　このように，スタッフへの接し方や個別の役割を変えることも大切です。しかし，それが行き過ぎてしまうと，変な誤解を生むかもしれません。**仕事をする上で，多くの人は待遇や評価が平等である，公平であることを望んでいるのです。**それを知っておかないと，管理職として落とし穴にハマってしまうかもしれません。

公平理論

　人は，自分の仕事へ投入するもの（インプット）と，自分が仕事から得られるもの（アウトプット）を他人と比較します。**それが同じであれば公平として捉えて，その状態に納得しますが，それが同じでなければ不公平として捉え，公平な状況へ向かう行動を起こします。この行動こそが，動機づけであるという理論**（J・ステーシー・アダムズ）です。例えば，自分が 12 時間労働で 1 万円を貰ったとします。同じ仕事で他の人が 8 時間労働で 1 万円を貰ったとしたら，不公平と思うでしょう。
・インプット：労力，時間，経験，学歴，能力
・アウトプット：給与，表彰，賃金

　不公平な状態を是正する行動として，ポジティブに働くものとネガティブに働くものがあります。もしも他人よりも得られるもの（給与など）が低い状態であれば，ポジティブなモチベーションが働けば，評価や給料が上がるような行動につながります。
　しかし，同じ状況でもネガティブなモチベーションが働けば給与が低ければ給与分しか働かないと考えて自分の仕事量を減らすような行動，もしくは給与が高い他人に対して嫌がらせや妨害をして相手の仕事量を減らすような行動につながることがあります。
　同僚が高い実力を持っていたとしても，仕事を頑張るためのモチベーションではなく，彼は特別だからと諦めてしまうかもしれません。逆に自分の実力が高い割に十分な評価を得ていないと考えたら，最悪，その職場から離職するかもしれません。
　皆さんも経験がありませんか。例えばパフォーマンスが低い集団に新しくやる気度の高いスタッフが入ったときに，元々いたスタッフが刺激を受けてポジティブに頑張る場合と，元々のスタッフの働きを見て転入したスタッフが腐ってしまう場合があるでしょう。
　そのようなときには，やる気のあるスタッフに学会参加をさせて学習の機会を与えたり，プロジェクトに抜擢して責任ある仕事を任せてみます。つまり，公平理論で比較する対象を仕事場以外に頑張っている人に変えるとモチベーションを上げることもできるでしょう。我々は直接，給与や報酬をコントロールすることはできないので，**視点を変えさせることが公平感に近づけられる手段になるかもしれません。**

けれども，医療者たちは資格取得のために勉強して，夜勤も行い，生命に関わる仕事に対して責任を持って働いているはずです。モチベーションが元々旺盛なはずなのに，人や時期によってこんなにモチベーションに違いがあるのはなぜでしょうか？

自分を見直してみると，新人のように成長著しい時期，専門医取得に励んでいる時期，ベテランになって責任を与えられた時期によって，モチベーションの程度が違うように思います。もしかしたら，仕事自体にモチベーションを上げ下げする鍵が何かしら隠されているのかもしれません。

▪ 職務特性理論

仕事そのものが，人のモチベーションにつながり，仕事に必要なスキル，仕事の内容や重要性，自己決定権や仕事への評価などが影響するという理論です。
- 仕事が求める知識や技術などの多様性（技能多様性 Skill Variety）
- 仕事において従事するプロセスの範囲（職務完結性 Task Identity）
- 仕事が組織に与える影響性（職務重要性 Task Significance）
- 仕事を行う上での自己決定権の程度（自律性 Autonomy）
- 仕事の成果に対する評価（フィードバック Feedback）

この職務特性理論（J・リチャード・ハックマン，グレッグ・R・オルダム）では，潜在的モチベーションスコア Motivating Potential Score（MPS）として，以下の計算式が紹介されています。

$$\text{MPS} = \frac{技能多様性＋職務完結性＋職務重要性}{3} \times 自律性 \times フィードバック$$

例えば，研修医を見ると，先輩から指示されたルート確保や書類整理よりも，救急当直で診察したり，縫合したりと，多様な技術を使うほうが生き生きしています。もちろん書類作りよりも，患者から感謝されるほうが，やり甲斐を感じるでしょう。

研修医から専門医になれば，診療の自己決定権が高くなり，さらにモチベーショ

ンが上がるかもしれません。皆さんの職種の中でも，上記の5つが仕事のモチベーションに関連していませんか？

　技能教育や仕事の範囲を検討する，自律性を持たせる，フィードバックするなどの方法で，モチベーションを刺激できるでしょう。特に若いスタッフが独り立ちできるような責任を与えて，自分で業務をコントロールできるようにしたり，的確なタイミングで成長を認めるといったフィードバックをすることで，モチベーションに大きな影響を与えられます。

　皆さんは管理職としてスタッフたちを毎年成長させていかなくてはなりません。スタッフたちと話し合って，実施できる業務範囲の拡大，スキルの獲得や資格取得などの目標を与えているでしょう。また部署や部門についても，経営上の目標達成や機能的な成長を求められます。このように管理職がスタッフや組織を牽引するための手法が目標設定によるマネジメントです。

目標設定理論での実践

　エドウィン・ロックによる目標設定理論は，**目標設定が動機づけの重要な源になる**というものです。目標やゴールを立てることは行動に方向性をもたらします。現状と目標の差を認識すると，どうすれば，その差を埋め合わせできるかを考えて，努力であったり，工夫や改善であったり，何かしら行動を変えざるを得ないでしょう。この変化こそがモチベーションにつながります。目標の設定次第でモチベーションを大きくコントロールすることができるのです。

▪ 目標設定の方法

具体的な目標を立てること

　最善を尽くす，頑張る，努力するといった抽象的な目標よりも，あるべき状態や客観的指標を具体的に表した目標を立てたほうがよいとされます。現状との差を認識することが重要であり，明確な目標のほうが，どんな行動や努力をすればいいかを具体的に考えることができます。目標に向かって行動している際の問題点や到達度がわかりやすいので，周囲の人間から現実的なフィードバックや支援を行うことができます。

行動につながる目標設定

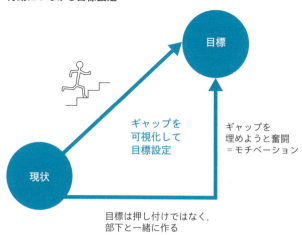

達成することが容易でない目標であること

　達成しやすい目標よりも難しい目標のほうが，行動変容や努力につながるとされています。ただし，**少し頑張れば手が届く目標にすることが重要**です。達成不可能な目標ではやる気を失いかねません。通常，皆さんはどうでしょうか？

　毎日，毎月，毎年の目標を自分で立てるような意識高い系の人ばかりではないでしょう。受験や就職，あるいは家を建てるなど人生にとって重大な目標を立てるときには，頑張らないといけないと思えるような目標になりませんか？

　簡単に達成できることであれば，目標にはしませんよね。例えば職場では，毎年，業務目標を立てますが，簡単に達成可能な目標設定を行ってしまうと，マイナスに業務調整するようなネガティブなモチベーションが生まれてしまいます。

目標は上司と部下が一緒に作成すること

　目標設定を自分自身で行う場合には，無意識に達成可能な目標になってしまう傾向があります。よって部下が考える目標を見た上で，上司が挑戦的な目標ラインを提示して，部下が受け入れるプロセスが重要となります。一方的に目標を与えるのではなく，理解して受け入れてもらうことです。一旦，何かを受け入れるという心理的プロセスが，本人に行動の一貫性を与えることにつながるでしょう。さらには口頭や会話で行うよりも，実際に形として作成させて，サインさせるやり方がよいとされています。例えば，禁煙

外来で，治療開始前に禁煙同意書にサインさせる方法も，この考え方がベースにあると言われています。

上司は部下の目標達成をサポートすること

　節目でフィードバックを行うこと，さらには次の段階に必要なステップやアドバイスを与えることで，目標へ向かうモチベーションをさらに刺激することができます。また，通常，各人は承認欲求や達成欲求などさまざまなドライバー（刺激すると動くポイント）を持っているので，その点をうまく見極めて適切なフィードバックと支援を行うことが重要です。

プロフェッショナル・キャリアでのモチベーション

　最後に管理職であるあなた自身のモチベーションについて見ていきましょう。皆さんはスタッフから管理者になってモチベーションが落ちませんでしたか？　管理職という新しい仕事への一過性の適応障害かもしれませんし，仕事が手につかないような抑うつ的なモチベーションの低下かもしれません。何で管理職を引き受けたのだろうと思い返していませんか？

　通常業務でのモチベーションと，キャリアを進める上でのモチベーションは分けて考えたほうがいいでしょう。というのも，色々な理論で説明されましたが，通常業務で与えられるものは給料や職位など労務的報酬が大半になります。キャリアでのモチベーションに関わるものとしては，医療職では，職場での職業的な成功体験や達成感，資格取得や認定取得，配置転換や教育研修などに伴う新しい知識や技術の獲得，また職位が上がることで得られる権限や責任の拡大など，主に自己実現やキャリア展開となります。

　管理職になった皆さんは，周囲のスタッフよりもキャリアに対する志向性が高い方が多いでしょう。よって，管理職にステップアップした後も，さらなるモチベーションを持って仕事に当たっていくはずです。

　しかし，すぐに新しい壁にぶち当たるはずです。今まで個人の知識や技術を磨いていたところに，**今度は部署や部門全体のパフォーマンスを磨かなければなりません。**自分だけでなく部下のことを考えなければなりません。また，皆さんが得られる影響力は，個人で行っていたレベルを遥かに越える範囲とパワーを持ちます。けれ

ども，その影響力を手に入れて発揮するまでに，モチベーションの上がり下がりを経験するでしょう。

　現在，モチベーションが低かったとしても，必ず上がるタイミングが来るはずです。そこで得られる価値や達成感の大きさを考えて，うまくモチベーションをコントロールしてください。

　業務上の目標設定とは異なり，キャリア上の目標設定は簡単にできるものではありません。第5章「キャリアデザイン」で詳しく説明しますが，中長期的なスパンでの自分の理想や目標を持つことでキャリアに方向性やモチベーションが生まれるはずです。ですが，常に考えるものではなく，何かしらのきっかけやタイミングを得て考えることになるでしょう。

　もちろん，そんなことは考えなくても，やるべきことを理解して，前に進んでいく人はいます。悲しいかな，そんなに強い人だけではありません。管理職になった皆さんも，プロフェッショナルとしてのキャリアをどのように展開していきたいのか，考えるべきときが来るのを待っていてください。

ケースその後

　病棟薬剤管理とプロジェクトに関して，これから実行する内容，スケジュール，想定される課題を書き出してみました。自分一人でマネジメントできるものではなく，斎藤君の協力が不可欠であると判断しました。

　まず，彼とマンツーマンで今後の業務について話し合いました。新人教育は5年目薬剤師に任せ，ルーチンとなっている病棟薬剤業務については最低限の時間は行い，残りの時間でプロジェクトに必要なデータ収集や分析，企画作り，医師からのヒアリング業務を彼に依頼しました。ある程度，自由裁量を持たせていますが，進捗状況を報告して，到達目標と現状を認識させるようにしました。あなたは，報告された内容を文章化して，各診療科の医師に適正使用プランを提案する役割としました。

　さらに彼と「抗菌化学療法認定薬剤師」の資格を2年以内に取得する目標を作りました。あと2年程度で資格要件はクリアする予定であり，今年は研修単位の取得と症例経験を積むことにしました。

目標を一緒に立てながら，彼の顔色をうかがいました。前回，話をしたときとは全く異なり，積極的に意見を出していましたし，目の色も変わっているようです。他のチームメンバーとも業務を調整しなければなりませんが，彼もサポートしてくれるでしょう。今後の変化が楽しみです。

整理！ 理解を深めるためのチェックリスト

- □動機づけ要因・衛生要因理論（ハーツバーグ）→達成感や充実感を重視しよう！
- □３つの要求理論（マクレランド）→部下の欲求志向（達成，権力，親和）を分析しよう！
- □公平理論（アダムズ）→仕事に応じた正当な評価と報酬を！
- □職務特性理論（ハックマン）→自己決定権と成果のフィードバックは重要！
- □目標設定理論（ロック）→具体的な目標を部下と一緒に立てる！
- □プロフェッショナル・キャリアでのモチベーション→キャリアデザインを考えよう！

推奨文献

・DIAMOND ハーバード・ビジネス・レビュー編集部．新版 動機づける力―モチベーションの理論と実践（Harvard Business Anthology）．東京：ダイヤモンド社，2009.
さまざまなモチベーション理論を紹介。目標設定理論のピットホールについても説明している比較的難しい教科書。

Case 5
病棟の空きについて他科と交渉するとき
コンフリクト・マネジメント

> **ケース**
>
> 　**呼吸器内科副部長**のあなたは，救急科医師から明け方に受診した呼吸不全を呈した高齢患者の入院を依頼されました．肺炎と慢性心不全の合併があり，肺炎治療の優先度が高いために呼吸器内科へ入院するという判断でした．
> 　まずは内科病棟に入室依頼を行いましたが，緊急気管内挿管のリスクも一抹の不安としてありました．現時点の状況であれば，内科病棟の重症部屋で診ることが可能なようです．一方で集中治療室への入室は，初めから選択肢に挙がりませんでした．バイタルや重症度から集中治療室の入室基準を満たしておらず，集中治療医が入室を許可する可能性は低いからでした．
> 　内科病棟師長から PHS が鳴りました．緊急挿管のリスクがある状態では入院は受け入れられないと回答されました．でも集中治療室には依頼できません．直接，内科病棟で師長と交渉しなければならない雰囲気です．あなたは病棟がなぜ入院依頼を拒否するのかと憤り，絶対に病棟に押し込むと自ら言い聞かせて，病棟に上がることにしました．
> 　以前にも似た状況で，病棟の担当者と喧嘩腰で交渉をしたこと，その後しばらく病棟で居辛かったことを思い出しました……．

コンフリクト・マネジメントの原則
- 「ネゴシエーション技法」と「医療メディエーション技法」を用いる
- 「勝者と敗者」を作るような交渉はしない
- 自分の立場よりも，問題点の利害をはっきりとさせる
- IPI 分析を通して，相手のインタレストを探る

- 問題解決を検討する中で，BATNA を探す
- 問題解決後も関係が続くことを常に忘れず，相手への敬意を！

医療現場におけるコンフリクト・マネジメント

　コンフリクトとは日本語にすると「衝突」や「認識の齟齬」を示し，自分と他者の考えや期待が異なる場合に発生します。初めの小さな齟齬が対立になり，争いになり，最後には裁判などの紛争になります。医療管理職の皆さんは，患者−医療者間，医療者間でコンフリクト・マネジメントを行う機会がスタッフ時代に比べて明らかに増えます。今までは上司に泣きつけましたが，これからは，逃げることはできません。だからこそ，コンフリクト・マネジメントの手法を学んで，少しでもストレスや疲弊感，時間的負担を減らしてほしいと心から願っています。ここでは，コンフリクト・マネジメントの手法として，ネゴシエーション技法と医療メディエーション技法の2つを紹介します。まずは利害関係が明確であるネゴシエーション技法（交渉術）から考え，さらに問題解決につながる医療メディエーション技法を学びましょう。

ネゴシエーション技法：原則立脚型交渉術とは？

　ネゴシエーションとは「交渉」のことで，利害関係のある二者間で双方の利益を確保するために行う紛争解決の手法です。例えば，領土の境界線を決定する際の交渉，原油価格の調整，野球選手の年俸調停があります。そこでは当事者が敵対関係となり，限られたパイを奪い合う構図があります。皆さんは毎日，誰かと交渉していますか？　勝ち負けを意識したり，人間関係が悪化したことはありませんか？　**いつも交渉に成功するのは，常に「声が大きい人」や「口がうまい人」とは思っていませんか？**　我々の職場では，常に交渉事が発生します。医師と病棟看護師がベッドコントロールで交渉したり，外科医と麻酔科医が手術枠で交渉したり，患者と事務員が未収金の取り立てで交渉したりと色々です。ここで紹介する交渉術は，1981年ハーバード大学の交渉学研究所で開発された「原則立脚型交渉」を参考にしています。

原則立脚型交渉術
1. 人と問題を分離する
2. 立場でなく利害に焦点を合わせる
3. 複数の選択肢を考えて，決定はその後にする
4. 客観的基準を強調する

▪ 人と問題を分離する

　交渉で注意したいのは，問題点の議論から当事者同士の争いになり，「駆け引き型交渉」になってしまうことです。「駆け引き型交渉」では常に「勝者」と「敗者」が作られ，予想もしないような嫌悪や反感を生んでしまうことがあります。また交渉がうまく進んでも，相手側の信頼を失うこともよくあります。

　ここでは，人対人での交渉ではなく，人と問題を分離して，まずは「一緒に問題を解決すること」を相手と共有する原則とします。「決して勝ち負けの構図にしない，勝者と敗者を作らないこと」にしましょう。

　大事なのは問題解決が成功するかどうかを交渉の中心にして，話を進めていくことです。たとえ交渉に成功しても，相手に「敗者」と思わせてしまうと，次回は負けないように拒否的な態度になり，より手強い相手を出してくるかもしれません。相手側が感情に流されて議論をしている場合，対決姿勢を取らずに傾聴の態度を示すことも，譲歩を相手に感じさせることができ，スムーズな交渉につながることになります。

▪ 立場でなく利害に焦点を合わせる

　病院内で交渉する際に想定される関係として，医師−看護師，看護師−薬剤師などの他職種間，内科−外科，病棟看護師−救急看護師などの同一職種の部門・部署間になります。場合によっては，部門を代表して他部門と交渉しなくてはなりません。

　例えば，医師−看護師の間で交渉する際，所属する部署や役職の代表としての立場で争うと問題解決ではなく，立場としてのメンツに交渉が支配されてしまうことがあります。所属する組織のメンツや利益を損なわなければ，相手がいくら損失を出しても構わない，というような勢いもあるかもしれません。**そうなると，すでに交渉ではなく紛争のレベルです。**

コンフリクト・マネジメント

さらに，自分と相手の立場から生じる違いにも考慮しておきましょう。
・信念の相違：職種や部門においてお互いが持つ信念や考えがどのように異なるのか
・時間軸の相違：自分と相手が想定している時間軸やスケジュール感がズレていないか
・予想の相違：予想される結末についての共通認識があるのか
・リスクに対する見解の相違：自分と相手がリスクテイキング，リスク回避のどちらに価値を置くのか

　これらの相違を意識して相手の立場を理解しないと，お互いのずれが影響して，交渉本来の目的から，それぞれの立場を守る方向に変換されてしまうかもしれません。つまり，お互いの立場を理解・尊重した上で，交渉で浮き上がるメリットとデメリットなどの利害関係に注目して，それを乗り越えるような交渉をしていくことになります。

▪ "Win-Win" の関係を作ることに焦点を置く

　お互いが損をしていないと思わせることです。交渉の初期段階には，お互いの理想のラインが存在します。そして，ここまでなら妥協できるという防衛ラインも存在します。勝ち負けにこだわると，理想のラインの死守に走り，そのラインが崩れたら敗者の気分となるかもしれません。交渉の際，理想のラインにこだわらずに譲歩を示しながら，うまく相手の妥協点を見出し，相手に得をしていると思わせるラインで決着させたほうがいいでしょう。
　この時，自分が有利に交渉を進めるためには，初めから理想のラインを上げておくと，妥結したときに相手に大きく譲歩しているように思わせることができます。たとえそれが相手の防衛ライン近辺であったとしても，決して大きく損をしているとは思わないでしょう。問題解決が目的であれば，どちらも心理的な敗者にならないような交渉が重要なのです。

▪ 複数の選択肢を考えて，決定はその後にする

　一つの選択肢だけ考えて交渉すると，多くの可能性から考えるという問題解決の重要な基本原則を無視してしまいます。**できれば，常に複数の選択肢を考えて，一つ一つ案として出したほうがいいでしょう。**

　その際に重要なことは正当性があることです。正当性がないことに対しては，相手は決して乗りません。通常，誰でも正当なことを重視する傾向があり，正当な提案を受け入れることで自分も正当であると思い込む面もあります。つまりは，提示した選択肢が正当であり，公正な立場を取って，誠実に進めることができれば，必ず交渉は成功するに違いありません。

　選択肢が一つしかない場合には，相手を見極めて話を進めていくような作戦は立てられません。残念ながら，その攻防のラインを初めから理想のラインただ一つに絞るようなものです。

　プランAが無理なら，プランBというような複数の選択肢を持つことで，心理的な余裕が生まれ，相手を見極めながら交渉を進めることができるのです。相手側も複数の選択肢にある利害を考えて，同じように利益を得ることができるポイントを探ってくるはずです。複数の選択肢の中で，お互いの利害を最大化できるラインを見定めたら，そのラインを巡る交渉に移っていきます。

▪ 客観的基準を強調する

　主観的な基準だけで交渉に臨んでしまうと，「勝者」と「敗者」といった勝ち負けの感情につながりかねません。その場の人間の意志や感情に基づいた基準だけではなく，何かしらの客観的基準も提示することも考えます。提示する選択肢を客観的基準に照らし合わせることで，相手に対して利害の範囲を「見える化」させることができます。もちろん交渉ですから，相手にすべての手の内を晒す必要はありませんが，客観的基準は分かりやすい評価軸となります。我々は，同じ病院内での同僚間での交渉ですから，手の内を隠すのではなく，**共通認識しやすい指標という点を誠実に強調することです。**そしてお互いに公平な指標であるならば相手も譲歩しやすいでしょう。

▪ **BATNAを持つ**

　BATNAとは，Best Alternative To a Negotiated Agreementの略で，「交渉で合意に至らない場合の最善の選択肢」のことです。**相手との交渉における選択肢以外に，次善の解決策をキープしていたら心理的に余裕を持って交渉できると言われています。**たとえ，交渉が決裂しても別のルートで問題解決ができるので，相手側の意向を尊重した交渉が可能となり，関係を壊さないでいられます。心理・感情的な要素が絡むと臨床現場での交渉が難しくなりますが，BATNAを意識的に持つことで，勝ち負けを争う感覚がなくなり，交渉もスムーズに進むでしょう。

医療メディエーション技法

　前項で説明したネゴシエーション技法では，Win-Winの関係を築こうと努めながらも，最終的には限られたパイを相手と取り合う争いでした。一方で医療メディエーションとは「仲介」や「和解」を示し，メディエーションを行う人（メディエーター）は2人の当事者の間に入って，お互いの話を聞き出します。普通なら1対1で話し合いを行うところですが，メディエーターが入ることで，対話を促して問題解決に導くのです。この際に交渉とは異なり，パイのサイズを拡大させたり，縮小させたりして，お互いが納得できるような解決策を生み出します。医療メディエーションは紛争解決だけでなく，協働による意思決定モデルとして開発された経緯があります。本来，メディエーションは，2人の当事者とメディエーターの三角形で行われるものですが，ここでは皆さんと相手との二者間のコミュニケーションで使う医療メディエーション技法について説明していきます。

▪ **第三者的な立ち位置で，対話を促す**

　コミュニケーションの流れからコンフリクトの種を感じるときに，一旦，第三者的なポジションを心がけてメディエーションモードにスイッチしてください。コンフリクトを交渉で解決するのではなく，対話で解決していきます。簡単に言うと，自分の心を空中に置いて，メディエーターとして自分と相手が話しているのを俯瞰的に眺めてみるのです。

そして，自分の意見よりも，共感的に相手の話を促して，相手の気持ちを感じてみてください。交渉では，相手の話を受けて，頭の中で自分の攻め手を練っている感じです。しかし，メディエーションでは，俯瞰的に対話を見ながら，一時的に自分のポジションを相手側に移動して考えることを行います。

ナラティブ・リスナー（Narrative Listener）になる

　医療者はサイエンティストの側面を持っていますので，医学的正しさや論理性を重視します。しかし，メディエーションで大事なのは「ナラティブに聴く」「相手の話を物語として楽しむ」ことになります。相手のストーリーは論理的でないかもしれませんが，まずは相手の感情をありのままに受け止めてください。この展開を経て，次に相手がどんな問題意識を持っているのか，不安があるのか，好ましくないと思っているのか，といったことを相手の立場で理解しようと努めてください。ナラティブに話を聴きながらも，時には俯瞰的なポジションに戻り，第三者として冷静に相手の気持ちを分析していきます。

IPI分析を行って，共に解決策を導く

　相手の気持ちを受け入れながらも，どんなことを相手は主張して，何を期待しているのかを明らかにしなくては，問題解決にはつながりません。**その方法として，IPI分析と呼ばれる手法があります。**
- I：Issues（イシュー，問題）　当事者間の問題や争点など交渉内容
- P：Positions（ポジション，表面的な主張や提案）　表面化した意見の相違や対立関係の主張，意見，利害
- I：Interests（インタレスト，本質的な欲求や関心）　表面化しない深層にある欲求や関心，要望，Positionを取らせる本当の原因

　それぞれの当事者のぶつかり合いには，主張や立場など言葉として可視化できる部分と，欲求や希望，プライドなど可視化できない部分が存在します。IPI分析では，前者をPosition，後者をInterestと呼びます。Positionの中には，意見の内容だけでなく，表出する態度や言葉遣いなども含まれます。そしてPositionを

取る背後には，そのきっかけや由来となるような本人の Interest が存在するのです。Interest を知ることで，なぜ Position を取っているのかを理解することができます。さらには，時に相手側は，そうした Interest を知ってもらいたいと願っていることもあります。相手の人間性，置かれている価値観やプロフェッショナリズム，そして利害が Interest に影響するのです。対話によって Interest を理解して，お互いの Interest を満たせるような解決に導く対話こそがメディエーションになります。この先は，皆さんの管理職としての総合力が問われていくことでしょう。

継続的な関係性を作るコンフリクト・マネジメント

　これまで 2 つの技法について紹介してきましたが，相手は同じ医療機関で働く者同士であり，一緒に戦う戦友であることを忘れてはいけません。部署や部門を代表した交渉や対話が終わったとしても，その直後から再び新しい事案が発生していきます。
　職場にこんな人はいませんか？
・自分の要求ばかりして，他人からの依頼は絶対に聞き入れない人
・常に自分の思い通りにしようと，周りを言い負かす人
・依頼事があるときに，都合のいいことを並べたり，嘘をついたりして，いつも人を騙す人

　こんな人に対して嫌悪感を抱いたり，協力したくないという気持ちになりますよね。しかし，皆さんは患者のために，仕方なく医療者との理不尽な話し合いに臨んでいるのです。皆さんは今後も長きにわたってさまざまな医療者とコンフリクト・マネジメントをしていかなければなりません。そして現場で発生する緊急事態や想定外の事態が発生したときに助けになるのは，部下のスタッフだけでなく，他職種や他部署の人々でもあります。

▪ 医療についてのアウトカム

　自施設が提供する医療についての，短期的なアウトカムと中長期的なアウトカム

の2つの面を考えてみましょう。例えば、ある日、病棟薬剤師が若手医師が間違って処方した持参薬の疑義照会を行い、代替薬を提案して議論しました。過去の処方行動についても指摘して、かなり熱い議論をナースステーションで繰り広げましたが、医師の反論に対して薬理学的に論破しました。

　しかし、翌日から、その医師は病棟薬剤師を避けるようになりました。疑義照会についても取り合ってくれません。プロフェッショナルとして薬剤師は正しい行動をしました。一方でプロフェッショナルとして医師の行動は正しくありません。しかし、これが現実なのです。プロフェッショナルな医師だけが存在するわけではありません。

　短期的には一人の患者のためにはプラスになりましたが、中長期的には病棟全体の患者のためにはマイナスとなりました。患者のために正しいことをすることは当たり前です。しかし、そのプロセスには注意が必要です。

　実際には、すべてを論理的に理解し行動できるプロフェッショナルなんて理想の医療者にすぎないかもしれません。職場でうまくいかなかった事例を振り返ると、プライドやメンツが邪魔をしていたことはよくあります。コンフリクト・マネジメントでは、自分の意見を主張して説得するネゴシエーションだけではなく、相手側の気持ちも理解するメディエーション的なアプローチも大切です。

　今回のケースでは、相手との継続的な関係性や中長期的な周囲への影響を考えれば、相手のプライドやメンツを立てて話し合うこと、相手のInterestを知り、信頼関係を崩さないように対話することが挙げられます。そうした配慮を持ちながら、誰が見ても正しい言い分を通すことが正解でしょう。**ネゴシエーション技法とメディエーション技法を使い分けて、自分と相手が円満に問題解決できるようにコンフリクト・マネジメントしてください。**

>>> ケースその後

> 病棟への階段で集中治療医から声を掛けられました。集中治療により回復した外科患者が、外科病棟が満床のため2日間転棟できないようで、内科病棟の空きについて尋ねられました。この場では内科病棟の状況がわからないと回答しました。それ以外にも忘年会の誘いなど10分程度立ち話をして、冷静さを取り戻しました。

内科病棟に到着して，まず病棟の空き具合を探りました。空いているのは重症部屋一つだけです。つまり，救急室の呼吸不全患者の入院を取るか，集中治療室の外科患者を取るかになります。これは「BATNA」となりそうです。いざとなったら集中治療室から外科患者を内科病棟へ転棟させる代わりに，自分の患者を集中治療室に入室依頼することもできそうです。

　まずは師長と救急室の患者のバイタルサインや病態について説明しました。厳密には集中治療室の入室基準を満たさないこと，抗菌薬と利尿薬の治療を開始することで改善する見込みがあること，肺炎の重症度スコアによると中等症で，バイタルサインでは気管挿管の基準を満たしていないことを説明しました。また医療メディエーションの講義を思い出して，病棟師長の考えを傾聴すると，医師の急変時対応や指示出しが遅いこと，今日の夜勤には新人看護師がいて急変対応が心配なことを話していました。

　他の選択肢として「集中治療室が満床なので，他診療科患者がこの病棟に押し出されるかもしれないこと」，また「自分が今夜当直なので急変時には対応できること」を追加して話しました。

　2つのBATNAを持っていたことで心理的に穏やかに話を進めることができました。一連の対話が終わると，病棟師長から受け入れの許可が出ました。客観的な基準に照らし合わせて，病棟での管理レベルであると確認できたこと，急変時の対応について約束が得られたことが，最終的な受け入れのポイントでした。

推奨文献

- ロジャー・フィッシャー，ウィリアム・ユーリー（金山宣夫，浅井和子訳）．ハーバード流交渉術（知的生きかた文庫）．東京：三笠書房，1989．
  原則立脚型交渉術について説明．30年も前の本であるが，普遍的な考えで現在でも十分通用する．
- 和田仁孝，中西淑美．医療メディエーション-コンフリクト・マネジメントへのナラティヴ・アプローチ．東京：シーニュ，2011．
  交渉術ではなく，メディエーションについての解説書．IPI分析などコンフリクトの相手をどう考えるのかが理解できる．医療現場でのコンフリクト・マネジメントが必要な方は必読．

第 2 章

組織行動スキル

組織を円滑に動かしたい

Case 6
問題行動をするスタッフに困ったとき
部下マネジメント

ケース

　中央検査部には検体検査室，尿一般検査室，輸血室，微生物検査室，生理検査室，遺伝子検査室，病理検査室があります。今年4月に入職したあなたは，生理検査室の**室長臨床検査技師**として配属されました。その検査室には10数名のスタッフが在籍して，超音波検査，心電図検査，脳波検査，呼吸機能検査などを行っています。

　赴任してすぐに，心臓超音波検査を専門にしているスタッフの林さんが，エコー機器が故障していることを報告せず，勝手に超音波機器販売業者を呼んで新しい機器のデモや見積もりを取ろうとしていることに気が付きました。

　これまでも林さんは室長や技師長に報告せずに自分で物事を進めることが多く，注意されても全く聞く耳を持たないようでした。林さんは自分の技術が部門で最も優れていることを認識しており，他の技師に対しても横柄な態度を取ったり，若手に対して1日中エコー室に立たせて見学させたり，緊急検査の依頼を若手に回すなど色々な話を他の技師たちから聞かされました。

　林さんに対してどう接していけばいいでしょうか……。

部下マネジメントの原則
- ホウレンソウがしやすい環境を作る
- スタッフに責任と権限を移譲して，管理職としてやるべき仕事に注力する
- 問題行動を起こすスタッフへの対応を間違えない
- 指揮監督と教育指導を行う際には，6つのパワハラに注意する
- 1つの批判に対して，3つの褒め言葉がなければ前向きな関係にはならない

- 部下マネジメントは一朝一夕では身につかず，実践の中で内省を重ねながら成長していく

ホウレンソウの重要性

　言うまでもありませんが，ホウレンソウは「報告・連絡・相談」のことです。それぞれの用語の意味は，報告とは上司から指示・命令を受けた仕事の経過や状況を知らせること，連絡とは知り得た情報を上司や同僚など関係者に知らせること，相談とは上司や同僚，部下に意見や考えを求めることです。

　医療現場では職種にかかわらず，専門性が高く，リスクが大きい職場であり，現在進行形での判断や意思決定が求められます。基本的に皆さんはスタッフよりも知識や技術，経験において優れているでしょう。よって多くのホウレンソウが，管理職−部下の関係に発生します。ルーチン作業が多い日常業務では，皆さんに状況を報告することは少ないですが，問題発生時や何かしらのリスクがあるときには，マメに状況を報告されると安心しますよね。部署で最も豊富な経験と技術を持つ人間として，適切な判断を行うことができます。

　皆さんは，報告しやすい上司にならなくてはなりません。報告しても仏頂面で聞き流すような上司では，スタッフも気持ちがよくないはずです。自分は関わりがないのに理不尽に怒られた，他人の愚痴を聞かされた，報告しても無視された，こんな上司にはよっぽど深刻な状況になるまでは報告しませんよね。だからこそ，スタッフからの報告をしっかりと受け止めて，きちんとレスポンスすることで，報告の敷居が下がります。これは連絡，相談にも同じことが言えます。

　ホウレンソウの考えは，山崎富治氏（元山種証券社長）が提唱したものですが，報告・連絡・相談を徹底する目的ではなく，ホウレンソウがしやすい組織にしましょうということを強調していたそうです。そんな風通しのよい職場であれば，働いていてやりがいがありますよね。

　ホウレンソウしにくい上司像とは以下となります。
・報告しても，何のフィードバックも反応もしない上司
・不機嫌，イライラ，不満など感情の起伏が激しい上司
・支援や助言を求めても，わからないフリや受け流そうとする上司

- 自分以外の人の話を聞こうとしない上司
- 報告，連絡したことに対して疑ってかかる上司
- 相談しても嫌味や自慢，武勇伝が多くて，建設的な意見を言えない上司
- 些細なミスでも，ネチネチとイジメる上司
- 常に忙しかったり，疲れ果てていて，話しかけるのに気を遣う上司

スタッフの管理と育成

　スタッフを管理するとは，指揮命令系統のもとで，スタッフへ業務の振り分けを行い，業務遂行や進捗状況を確認して，スタッフ評価とフィードバックを行います。実際の現場では，新人や若手スタッフに対しては，育成計画を立案して，実践できるように支援します。さらに中堅やベテランに対しては，新しい薬剤や医療機器について，知識や技術のアップデートをする勉強会を企画し，業務の中で経験できるように調整します。つまり皆さんの現場では，同時並行で業務と育成を管理しなくてはならないのです。すべての現場医療者が専門職として完璧なレベルで業務を行うわけではありませんので，どうしても全体で見れば皆さんの期待するレベルよりは低い評価をしてしまうかもしれません。だからこそ，業務の管理と育成のバランスに困ってしまうのです。どこまで任せて，どこから手を出すのか悩みませんか？

　育成の精度を高めるには，ある程度の責任や権限をスタッフに与えて業務を行うOn the Job Training（OJT）が必要です。この責任移譲の程度によっては成長の度合いに違いが見られます。**この辺をしっかり理解している管理職は，適度な責任の移譲に加えて，問題が発生しないように十分な監督と支援をしていきます。**OJTが機能している部署は上から下まで，その考えが行き渡っていて，2，3年目のスタッフであったとしても新人に責任を与えて，自然と先輩が後輩をしっかり監督しています。

　責任移譲ができていない場合は，常に新人が指示待ちにならざるを得ません。新人が新しい業務を覚えれば，その上の先輩スタッフはさらに上級の業務に専念できるのです。医師の臨床研修では，このような育成とOJTを重ねたものを「屋根瓦制」と表現しています。屋根の瓦のように重なり合っていく教育スタイルが想像できますね。

　管理職の皆さんが，スタッフでも可能な仕事を多く抱えていたり，すべての業務を細かくチェックしている状況では，管理職にしかできない業務に専念できませんし，ス

タッフの成長にも繋がりません。管理職になる前は，個々の後輩のレベルに応じてOJTを行うという現場視点があったと思います。これからは，組織全体にOJTできる雰囲気や風土を作るという目標へシフトしていきましょう。指揮命令系統とホウレンソウの仕組みを残して，責任と権限委譲ができる組織づくりをしなければなりません。

問題スタッフへの対応

所属する部署や部門に，問題スタッフはいませんか？ 私の職種である医師にも問題行動(Disruptive Behavior)を起こす人間が少なくないことは皆さんご存知でしょう。医師の世界では，**そんな医師をDisruptive Physician(破壊的な医師)と呼んでいます**[1]。破壊的な医師の問題行動として以下があります。もちろん，どの部署や部門でも，こういったスタッフがいるでしょう。非プロフェッショナルな行動であったり，道徳的でなかったり，さらに年次の低い職員や非正規職員，さらに委託職員に対してマウンティングするスタッフはいませんか？

非プロフェッショナルな行為	道徳的でない行為
患者・家族やスタッフに対して見下し，無礼な態度や言葉遣いをする 他の医師や医療職からの依頼に対して協力しない 職場のルールを守らず，他人の業務を妨害する 電話連絡や呼び出しコールを無視する	他の医師や医療職に対して陰口を叩く ブチギレして，怒りを爆発させ，大声を出す物を投げたり壊したりする，壁を叩く 他人の行動や性格，容姿やプライベートについて詮索したり，批判する

破壊的な医師の典型例
(College of Physicians and Surgeons of Ontario. Guidebook For Managing Disruptive Physician Behaviour. Toronto, April 2008. より作成)

皆さんは，こうした問題行動を起こすスタッフに対して，毅然と立ち向かえますか？特に，そのスタッフが技術的に替えのきかない存在であったり，業務全体に大きな影響力を有している場合には，対応するのは容易ではありません。短時間で解決できる問題ではありませんが，問題行動を記録して，当該スタッフと事例を共有してください。また被害を受けたスタッフをケアするとともに，関係者にも現在介入している最中であることを伝えましょう。

そうではないと，皆さん自身が，動いてくれない上司，問題スタッフを放置する上司と誤解されて，信頼を失ってしまうからです。スタッフが無意識に行動を起こした場

合には，気付きを与えて，定期的に面談することで行動変容に繋げられるかもしれません。

意図的な場合は非常に難しいです。まずは皆さんの上司に報告して，職場のルールに基づいて警告を発すること，常に状況を見ている姿勢を明らかにしてください。さらに難しいのは，精神疾患やパーソナリティ障害，アンガーマネジメントに問題があるケースです。そのような場合には，直属の上司や他の管理職と一緒に検討したほうがよいでしょう。

ハラスメントに注意

Disruptive Staff とは逆に，皆さん自体がスタッフに対してハラスメントをしてしまうと，皆さんが Disruptive Manager になってしまいます。職場でのハラスメントには，セクシャルハラスメント，パワーハラスメント，マタニティハラスメントの 3 つがあります。また介護休暇や男性の育休に対してもハラスメント（パタニティハラスメント）があるとも言われます。

特に管理職が注意するのはパワハラです。本書を手にされた皆さんはマネジメントの感受性が高い方だと思いますので，意識的にハラスメントなどはしていないと思いますが，実は無意識にハラスメントをしている厄介な上司なのかもしれませんので注意が必要です。

■ 職場のパワーハラスメント

厚生労働省では，職場のパワーハラスメントとは「同じ職場で働く者に対して，職務上の地位や人間関係などの職場内での優位性を背景に，業務の適正な範囲を超えて，精神的・身体的苦痛を与えるまたは職場環境を悪化させる行為」と定義しています[2]。

職場内での優位性とは，職位や年次だけではなく，専門知識や経験などの優位性も当てはまります。また業務の適正な範囲であれば，職場での権限に応じて業務上で必要な指揮監督や教育指導を行う範囲の中では，たとえ部下が指示を不満に考えてもパワハラには当たらないとされています。

適正な範囲がどこのレベルなのか，パワハラしている張本人にはわからないかも

しれません。特に，皆さんは管理職になれるほどに実力があり，頑張ってきた人々ですので，他のスタッフにも同じくらいの努力や頑張りを求めていませんか？ また医療現場は女性が多い職場ですので，男性管理職の方々はセクハラにも（言葉も行動も）注意しなければなりません。

　厚生労働省がまとめた**以下の項目に当てはまれば，それはパワハラです**。
1. 身体的な攻撃：殴る蹴るの暴行，ペンや書類で叩かれる，物を投げつける
2. 精神的な攻撃：公衆の面前（メールも含む）で叱責・罵倒，長時間の叱責，嫌味や不快な言葉を投げかける
3. 人間関係からの切り離し：会議や打ち合わせ，送別会などから外す，職場で無視する，仲間外れにする
4. 過大な要求：明らかに実行可能な業務量以上の負担をかける，職位や実力以上の業務を割り振る，勤務終了後も必要以上に職場にいさせる
5. 過小な要求：能力や経験に見合わない簡単な業務を継続的に命じる
6. 個の侵害：個人情報，学歴や職歴，家族，趣味，嗜好，交際について詮索したり，暴露したりする

　医療職の管理者で，パワハラと思われがちな行動パターンもチェックしてみましょう。

医療職でのパワハラ行動チェックリスト
☐ 自分がやってきた程度の努力や頑張りなら当然だと思っている
☐ 「自分が若い頃は……」と武勇伝をつい話してしまう
☐ 「ゆとり世代」「平成生まれ」など当事者としては避けられないことを持ち出して叱責する
☐ 勤務終了のタイミングや休暇の取り方が適正なのに文句をつける
☐ スタッフを叱責する際に「お前は給料泥棒だ」「お前を育てるのに税金がいくら投入されているんだ」などと言う
☐ 飲み会やイベントに執拗に参加を求めたり，断られると怒ったりする
☐ 自分がイライラしていると，理由もなくスタッフに当たる

褒めることを忘れない

マネジメントの訳語は管理や監督となるので，心のない，冷徹な印象を持っていませんか？　本書でもそうですが，指示，指揮命令系統，組織，戦略などの用語が多いですよね。元々，経営学自体が軍事学から派生している学問で，「勝利のために，一糸乱れぬ組織を作って実行する」という文脈を，一般的な組織に移行したものになっているからです。成功する組織の雰囲気は，温かみ，居心地のよさ，心地よさ，信頼感，前向きであったりします。そのような組織を作るにはどうしたらいいでしょうか？

コーチング技法を病院経営に取り入れたクィント・ステューダー氏は，「成功を認め，讃える」ことの重要性を語っています[3]。スタッフの素晴らしい行動，患者から感謝されたこと，他の医療職に認められたことがあれば，しっかりとスタッフを褒め讃えることが何よりも大事とされています。

さらに「1つの批判には，3つの褒め言葉が必要」とも言われています。ネガティブなフィードバックをかけた後には，一度や二度褒めただけではスタッフとの関係性はマイナス，よくてイーブンで，3つ褒めなければ前向きな人間関係にはならないとしています。自分の経験を考えても，めちゃくちゃ叱られた後に何かいいことを言われても，正直，上司に反感を持ったことを覚えています。もしかしたら，上司は気を遣って，関係性をチャラにしようとしたのかもしれません。

日本人である我々は褒めるのは，苦手と思うかもしれません。それでも，気付いたときに褒めること，そんな活動の一つ一つが職場を温かくして，ホウレンソウしやすい雰囲気となるでしょう。

部下マネジメントと省察的実践

部下のマネジメントについては，本ケースを読んでできるほど簡単なことではありません。これはどんな業界にあっても，すべての管理職が頭を悩ませていることです。管理職になったばかりの人間が，スタッフの気持ちを理解して，風通しのよい職場を作って，高い生産性と価値を生み出していく。そんなことは決してできないでしょう。だからこそ，世界中でマネジメントの教科書や書籍が続々と出版されているのです。

皆さんは，今後さまざまな経験をしていきます。イライラすること，落ち込むこと，や

る気をなくすこと，嬉しいこと，楽しいこと，すべての経験を当事者レベルとして一喜一憂に受け止めるだけではなく，一歩下がって冷静に俯瞰的に捉えてみましょう。

教育学者の中原淳氏は，著書の中で「内省を通じて人は学び，そして変化することができる」と述べています[4]。なにも日記やメモを書いたり，誰かに報告したりするような仰々しさは必要なく，**自分の中で思い巡らしたり，管理職の同僚とのおしゃべり**でもよいでしょう。折に触れて内省する時間を持つことが勧められます。

》》ケースその後

ある日，林さんを呼び出して，エコーのデモと見積もりの件について問い正しました。すると居直って，「自分は循環器内科の部長先生からは了承をもらっているから，話を進めている。問題があるとは思えない」と返されました。「生理検査室の機器管理の責任は自分にあり，故障発生，デモの手続きには報告を必ずすること，見積もりは室長の権限で業者と交渉すること」を明言しました。残念ながら，林さんは不満そうな顔をして，何も言わずに立ち去りました。

翌日，検査部門長に呼び出され，「林さんが，パワハラを受けていると言ってきた。赴任したての室長が業務に慣れていないので，よかれと思って業者と話したことに対して理不尽に怒られた，と報告を受けたが，どうなんだ」「これまで林さんはちゃんと仕事をしてきて，こういう報告は初めてだ」と言われました。どうやら過去の室長たちは，林さんの行為や若手に対するパワハラを見て見ぬ振りをしていたようです。この2年ほどで，生理検査室の若手技師2名が辞職したにもかかわらず，歴代の室長は林さんのことを部門長には報告していなかったようです。

「医師からの信頼があるのをいいことに，かなり自由にしている林さんのことは生理検査室では以前から大きな問題であり，この部分を改善しなければ将来はありません。もしかしたら，林さんは怒って辞めるかもしれず，その場合の損失は少なくありません。医師からも不満が出るかもしれません。しかし，ハラスメントや自分の職位以上の権限を持つことを許していたら，他のスタッフのやる気もなくなります」と部門長にはハッキリ話しました。

部門長には以下を明らかにするべきと伝えました
・中央検査部門や各検査室の責任・権限とルールを明確にする
・職場の中でのホウレンソウをきっちりと行う
・パワーハラスメントが部門内で生じた場合の報告先を作る
・問題行動をするスタッフがいる場合には,室長と技師長で一緒に対応する
　そして,週が明けた月曜日に林さんを呼んで話をしました。

あなた「林さんは気を遣って業者と対応してくれたのだね。その事情を知らないで申し訳ない。私も早く業者の人々から情報を得たいので,必ず私も同席させてくれ。一緒に機器の選定を考えていこう」

林さん「わかりました。連絡します……」と言って仕事へ戻りました。

まずは,林さんの出方を様子見することにしました。同僚や後輩との関係については,もう少し時間をかけて観察します。

文献

1. College of Physicians and Surgeons of Ontario. Guidebook For Managing Disruptive Physician Behaviour. Toronto, April 2008.
2. 厚生労働省.あかるい職場応援団.《https://www.no-pawahara.mhlw.go.jp》.
3. クィント・ステューダー(鐘江康一郎訳).エクセレント・ホスピタル メディカルコーチングで病院が変わる.東京:ディスカヴァー・トゥエンティワン,2015.
4. 中原 淳.金井壽宏.レフリクティブ・マネジャー一流はつねに内省する(光文社新書).東京:光文社,2009.

推奨文献

・裴 英洙.医療職が部下を持ったら読む本.東京:日経BP社,2014.
　医療コンサルタントとして数々の病院組織を改善した医師が,飲み屋の会話から部下マネジメントをわかりやすく解説した著書.
・中原 淳.駆け出しマネジャーの成長論 7つの挑戦課題を「科学」する(中公新書ラクレ).東京:中央公論新社.2014.
　新書版で解説するマネジャーの成長論.内省の重要性について触れている。「リフレクティブ・マネジャー」は理論解説が多くて難易度が高い.

Case 7
意見の異なる上司とうまく議論をするには？

ボス・マネジメント

> **ケース**
>
> 昨年4月から**耳鼻咽喉科の副部長**として赴任してから，1年が過ぎようとしています。耳鼻咽喉科はスタッフ医師6名，後期研修医2名と市中病院にしては規模が大きく，手術件数や外来患者数はこの地域ではトップ3に入るほどです。中間管理職として，スタッフから来年度へ向けて以下の項目の実現を部長にお願いしてほしいと言われています。
> - 夜間コールや休日出勤しなくていいように，完全単独主治医制からグループ主治医制にしてほしい
> - 病院のルールにある時短勤務を当科でも認めてほしい
> - 当直明けの長時間手術を免除してほしい
>
> しかし，この1年間，すべての患者を受け入れて診療するべきと考える部長と，軽症例を断って中等症以上に診療制限するべきと考えるあなたの間には，治療方針やベッド運営でも常に意見の相違と軋轢がありました。
> 「前の病院では，こうしていました」「都内の大学病院では……」と議論するたびに，話は平行線のまま。最後は感情的になってしまうのです。
> 現場スタッフからの要望は切実です。どうすれば部長と依頼事項について理性的に議論できるのか，頭を抱えています……。

ボス・マネジメントの原則
- 自分とボスの違い，性格，仕事のスタイルを知る
- ボスと現場スタッフをつなぐ情報の上手な伝達者になる

- ボスとの人間関係が部署や部門に大きな影響を及ぼすことを認識する
- ボスを通して問題解決を行うには，良質な情報提供と実行部隊を担う
- ボスのメンツを立てたり，手柄を譲って，働きやすい環境にすることも大事
- ボスの問題行動やパワハラを見極めて，必要に応じて訴える

ボスとの違いを知る

　同じ医療職であったとしても，皆さんと，上司（ボス）の違いは少なくありません。管理する人材についても全く異なります。さらに重要なのは，ボスは現場の人材とのつながりが希薄なために，現在の状況についての情報をほとんど持ち合わせていません。**特に医療現場では，現場と幹部が持ち合わせている情報や経験の乖離が大きくあります。**

　例えば，医師や看護師の領域であれば，病棟の忙しさ，地域の在宅診療状況，患者家族の介護状況の変化，他の病院との診療連携の度合い，専門診療領域での治療内容の変化などがありますし，検査や放射線部門では最新のモダリティやシステムの進歩，現場業務の繁忙度などが当たるでしょう。逆にボスは経営情報として患者数，検査数，病床稼働率，平均在院日数，また収益や費用などの情報を持ち合わせて，そこから現場を想像していきます。つまりは，持っている情報が全く異なるのです。

　皆さんの役割は現場から集めた情報を整理して，精度が高い情報に加工した上でボスに報告することであり，それはボスが持つ全体情報に，適切な現場情報を組み込んで，ボスが正しい判断や意思決定ができるようにすることなのです。『踊る大捜査線』の「事件は会議室ではなく，現場で起きている」という言葉は真実であり，現場情報がなければ，ボスの意思決定は決して機能しません。そして，その影響を食らうのは，皆さんや現場スタッフであり，患者なのです。

　一方，ボスが現場向けに発する指示や方針は，全体的であったり，抽象的であったりして，現場スタッフが具体的な行動に落とし込めないことが多くあります。**皆さんの役割は，そのメッセージを現場が行動しやすいような言葉に翻訳することです。**

　例えば，「今年度は薬剤師が関連する診療報酬加算を確実に取りましょう」という

薬剤部長からのメッセージであれば，「薬剤管理指導料が算定できるように，該当患者をリストアップしていきましょう」と翻訳できますし，「各診療科は入院患者の確保に努めてください」という院長からのメッセージであれば，各診療科部長は「紹介患者を増やすために開業医とコンタクトし，また救急紹介は断らずに入院患者を確保しよう」と具体的にスタッフ医師を指導することができます。

皆さんは，ボスにとっては現場情報を加工して提供する，さらに方針や指示を現場の言葉に翻訳する情報媒介者なのです。

ボスの性格，仕事のスタイルを知る

皆さんのボスは，院長（副院長），看護部長（もしくは副部長），医療職であれば部門長や技師長ではありませんか？　彼らは定年や転勤にならない限りは，そのポジションは変わりませんので，長期間のボスとなりえます。つまり，ボスとソリが合わなければ，かなり長い期間を辛い気持ちで過ごさなければなりません。一方で，皆さんのポストは数年ごとに異動があることが多いですから，ソリの合わないスタッフがいたとしても，数年間我慢すればいいのです。

ボスとの関係性は非常に重要になります。別に四六時中，仕事だけでなくプライベートも一緒にいるわけではありませんので，性格が合わないとしても，仕事の中と割り切って付き合うことを勧めます。その際に大事なことは，ボスの性格や仕事のスタイルを知ることです。それを「診断」した上で，どのように心地よく，我慢せずに働いていくのかを考えてみましょう。

第1章「教育的コミュニケーション」でも触れた MBTI という性格分類のテストがあります。スタッフだけではなく，上司に対しても適応できればいいですよね。さすがにテストを受けてもらうわけにはいきませんので，これまでの行動パターンや決断，考え方から16つの特性を類推して性格診断することも1つです。また仕事における価値観にも目を向けましょう。

例えば「残業が増えても，その日のうちに仕事をしっかりと完了させる」ボスなのか，「オンオフを付けて，残業するくらいなら翌日に仕事を持ち越すことを厭わない」ボスなのかによって，働き方を変える必要があるかもしれません。

ボスのスタイルや価値観，性格を理解することは，すべてをボスに迎合するためでは決してありません。長期間にわたりボスと良好な関係を築いて，働きやすい環

境を作るための第一歩であると考えてください。ボスがいなくなるのを指折り数えるよりも，どうすればボスの承認や信頼を得ることができて，自分がやりたいことを実現できるのかを考えるほうが，よっぽど健全です。**ボスと皆さんのたった 2 名の人間関係次第で，多くのスタッフがプラスにもマイナスにも影響されることも頭の片隅に置いてください。**

ボスをコントロールする

　ボスを理解する先には，上司と部下の関係性を構築することになります。まだ管理職としては未熟な皆さんにとって，ボスは医療技術面での指導者であり，管理職としてのコーチでもあります。圧倒的な経験や知識の差があり，多くのことを指導してもらえるはずです。逆に，現場での業務が円滑に進み，またスタッフが成長できて，最良の診療を提供できる体制にするためにも，ボスの協力や支援を得なければなりません。具体的には人材の確保，設備や機材の整備，業務改善や新しいルールやマニュアル作成など資源配分や改善活動，企画立案，実践になります。

　1 つの部署や部門だけでは解決できない問題も少なくありません。そうしたときに，ボスをコントロールして，味方につけなくてはならないのです。ただし，関係性が構築できていなければ，どんな正しい提案も受け入れられないものです。関係がこじれている場合には，時間をかけて信頼を回復しなければなりません。そして，ボス自体に問題がある破壊的な人物（Disruptive Person）の場合には，何をしてもダメかもしれません。問題のあるボスについては後述します。

▪ 診療的に正しいことを理解させる

　これは大前提です。**診療的に正しいとは，①エビデンスやガイドラインに基づいているか，②診療報酬や保険診療の範囲内であるか，③臨床倫理的にも受け入れられる診療であるのかの 3 点になります。**ボスは皆さんよりも組織的責任を負っていますので，挑戦的よりも保守的な意思決定を行う傾向があります。その際には根拠となる情報が多ければ多いほど，説得が成功する確率が高まるでしょう。特に生命や合併症のリスクがある場合には，この傾向が大きくなります。

▪ 部門や部署にとって，メリットがあることを理解させる

　ボスは部下である皆さんがやってみたいというレベルでの個人的な感情では動いてくれません。部門全体の生産性が向上する，効率性が改善してスタッフが働きやすくなる，新しい技術導入によってレベルアップするなどの組織全体が盛り上がる方向を打ち出すことが必要です。また新しい取り組みに対して，ボス自身が先頭に立って動くことに難色を示して嫌がる人も少なくありません。ただでさえ，ボスの時間は限られています。ここで大事なのはボスのスタイルを認識して，説得に当たることです。ボスのスタイルに沿った課題解決や実行プランの提案を混ぜ込むことで，意思決定のハードルを下げることができるはずです。

▪ 医療機関にとって，価値があることを理解させる

　1つの部門の取り組みが，医療機関全体の経営やサービス，パフォーマンスを左右することは少ないですが，あらゆる診療上のサービスはすべての部門につながっており，いくらかの影響が発生します。皆さんの提案に対して他の部門がどのように考えているのか，収益にどのくらい貢献できるのか，診療の幅が広がるのか，などをしっかりボスに伝えることです。**組織にとって価値があるというのは，ボスを説得するための「錦の御旗」になり，さらに組織全体を説得するためのボスの武器にもなります。**

　医療機関の中で新しい取り組みを行うとは，他の部門から予算をぶんどり実行することです。極端に言えば，院長などの幹部管理職に対して，他部門のチャンスを潰して自分の部門を売り込むことをボスにさせなければなりません。皆さんは，ボスに幹部を説得するほどの意思決定と決意を持たせるのです。時にはボスに頭を下げさせることもあるでしょう。ぜひとも，事が成功したら，ボスの手柄にしてください。**組織内でのボスの評価を上げて，さらに仕事や提案がしやすい部門や部署にしたほうが将来のリターンは大きいです。**

ボスを使って,組織変革につながるプロジェクトを仕掛ける

　医療機関全体を変えるにはどうするべきかという話は,管理職1年目の皆さんにとっては全く関係ないことかもしれません。しかし,近い将来,皆さんが管理職として邁進していく中でレベルアップしていくと,どうしても一つの部門ではなく組織全体で解決しなければならない問題にぶつかることが出てきます。

　具体的には病床機能を急性期から回復期に変化する,新しい医療情報システム導入や施設建て替えの中で業務運用を変更する,多剤耐性菌の院内アウトブレイク対策を行うなどがあります。組織方針はトップダウンで伝えられますが,実際は現場から持ち上がる情報などを収集して,かなり前から新しい方針が検討されているのです。ですから,当事者になった場合には,一人では動かせないものであったとしても,病院幹部を使って動かすことができるのです。それでは,ボスや院長・副院長などの幹部をどのように動かせばいいでしょうか。

　組織変革を仕掛ける「ジョン・P・コッターの8ステップ」と呼ばれるものがあります。一見,これらの取り組みは幹部が主導・発信しているように見えますが,その裏では皆さんが課題を検討し,プロジェクトを仕掛けるシナリオを描き,実行プランを練り上げ,時には幹部が読み上げる原稿まで作成して,彼らを動かします。

　ボスがその間にいるのであれば,すべての情報を共有してボスのメンツを立てな

組織変革の8ステップ

院長や幹部が発信	現場管理職が仕込む
1. 切迫感を強調 2. 団結の必要性を共有 3. ビジョンの創造 4. ビジョンの伝達 5. 職員を促す 6. 小さな成功体験 7. 改善事例を集めて,全体の変化を促進 8. 新しい挑戦を習慣化	・課題の抽出 ・データでの証明 ・問題を言語化 ・シナリオを書く ・「上」を担ぐ ・組織を動かす

継続的なPDCAでプロセスを管理

がら進めていきます。決してボスを部外者にしたり，敵に回したりしないように細心の注意を払い，最後にボスに手柄を譲るくらいの気構えで行うほうがいいでしょう。また実行したプランをPDCAサイクルなどで，しっかりマネジメントしていくことで，プロジェクトを成功に導くことができるのです（第3章「問題解決方法」参照）。

　上記のことを行うのは，まだまだ先の話かもしれません。それでも皆さんの専門的技術や知識が，ボスや幹部よりも高いことが医療機関では普通にあります。常に組織の中では専門家としての能力と実行力が求められる存在であることを考えると，組織を動かす手法を知っておいて損はありません。

モラルやプロフェッショナリズムに反する対応をされたら？

　「上司の指示に逆らえなくて，過ちを続けていました」「ダメなこととわかっていながらも，会社の指示で隠蔽や改竄をしていました」と，会社関連の事件があるとニュースや新聞でこんなコメントが出てきます。ボスからモラルやルールに反する指示をされた場合にはどうしますか？　ボスのスタイルを知り，ボスに合わせて仕事を行うことを強調してきましたが，このような場合はどうでしょうか？

　まず行うべきことは，ボスが指示を発した理由を知ることです。ボス自身の考えであるのか，それともボスの上司や幹部からの指示であるのか？　後者であれば，ボス自身はどのように考えているのかを知れますし，一緒に文句を言って考えることもできるはずです。しかし前者である場合には状況は深刻です。その指示の根底にあるのが，ボス自身の利害であるのか，単なる思いつきや間違った指示であるのかを見極めてください。もちろん考えが間違っていれば，うまく修正することを試みてください。

　一方で利害が関係する場合は厄介です。法律上，倫理上で決して承服できない指示の実行を求められている場合には，断固として拒否することを勧めます。ボスからの指示や会話の内容を記録しておき，他の部署の管理職の同僚，あるいは他の部門で信頼できる管理職，場合によっては幹部にも相談してください。組織ぐるみで行っていることであれば，それに加担するかしないかは皆さん次第です。管理職である皆さんは部下やスタッフに指示を出す立場でありますので，社会的リスクを追う可能性が高くあります。

　皆さんがボスに理不尽な対応をされる場合もあるでしょう。嫌味，無視，嫌がらせ，

不当な業務負担などがあり，パワハラ認定されるもの，パワハラ未満のものがあります。こういった状況では，もう一度，自分とボスの関係を振り返ってみてください。ボスに対する態度はどうでしょうか？　ボスの仕事上のストレスやプレッシャーがいつもよりも多くありませんか？　2名の人間関係がきっかけで発生している可能性はありませんか？　自分の土俵から相手の土俵に合わせることで，理不尽な対応が減るかもしれません。また組織内で見かけることですが，上司と名がつく人には誰でも敵対視するようなスタッフがいます。この場合は自分自身の行動も同じようにボスには理不尽な態度に写ってしまい，同じような態度を取られてしまうのです。

　また，性格が悪い，パーソナリティ障害があるボス，常に問題行動を起こす破壊的な人物（Disruptive Person）の対応は非常に困難です。そのボスに心理的なカウンセリングやアンガーマネジメントを行わない限りは改善しないかもしれません。皆さん自身では解決できないレベルと判断されたら，特にパワハラが混ざっている場合には，さらに上の幹部や管理職の同僚に相談するしかありません。残念ながら，こうした事例では，「替えがきかない人物だから，あなたが我慢すればいいことです」「あの人には，いいところもありますよ」や，ボスが皆さんに見せる態度とは正反対の態度や話を幹部にしていることもあり（特にパーソナリティ障害では），幹部が訴えに対して適切に処理しないことも少なくありません。**こうした場合には，被害を受けている人達が，事実を記録して，よいタイミングのときに訴えるしかありません。**キングダンの政策の窓モデルが開くのを待つのと似ています（第2章「組織政治とパワー」参照）。

　幹部がボスの異動，退職，あるいは厳重注意などと対応を決定しない限り，問題は収拾できないと観念するしかありません。そして，皆さんの精神的ストレスが我慢できないレベルに達したと感じたら，退職するのは致し方ありません。というのも，こういう問題人物を放置する組織であれば，たとえ時間が経って解決したとしても，また同じことが発生するからです。自分が病んでまで，しがみつく必要はないはずです。もしも，そんな組織に身を置いて進退に悩んでいるのであれば，本書を手に取るようなモチベーションの高い人には，必ず次の活躍する場所があると信じてください。

> **ケースその後**

　大学医局の先輩に相談すると，耳鼻咽喉科部長は技術的にはトップの中のトップレベルで，なぜ大学病院に戻ってこないのか不思議だと話していました。また当耳鼻科をトップ3まで持ち上げるまで，医師や手術枠を増やすのに非常に苦労したことも聞きました。

　耳鼻科病棟の忘年会で隣に座った際に，思い切って部長のこれまでの人生や耳鼻科を拡大してきた話を聞いてみました。自分が思っていた以上に大変な苦労をされて，さらに紹介患者を減らされるといった他病院や他大学からの妨害工作にもあったようです。地域医師会で活動をしながら，少しずつ信頼を得て，現在につながったとのことです。色々な話を聞くと，部長が軽症例を受け入れる方針に対して気付きを得ました。この姿勢が，この耳鼻科のコアにあるものなのです。

　また症例数が多いのは，数を持たないと医師数や手術枠を減らされてしまい，若手医師の教育指導ができなくなるからと話していました。部長としては，色々な制約がある大学よりも，若手が技術的な面でノビノビと成長できる一般病院で若手の指導にあたりたいと心から願っているようでした。

　後日，部長にはあなたが主張していたことは診療科の歴史や若手教育の熱意を知らなかったゆえの発言であったことを話しました。その上で，すべての受け入れを維持する中で，育児中のスタッフや若手医師が安全に無理なく働ける体制にしていくために一緒に考えてほしいと伝えました。一旦，現場スタッフの要望を自分の中におさめて，部長の考えを待つことにしました。

推奨文献

- 酒井　穣．新版 はじめての課長の教科書．東京：ディスカヴァー・トゥエンティワン，2014．
  一般企業での課長の働き方について書かれていますが，医療機関とも一致するところが多い。
- Gabarro, JJ, Kotter JP. "Managing Your Boss." Managing Up, 2nd ed. (HBR Article Collection). Harvard Business Review 85(5). May 2007.
  ハーバード・ビジネス・レビュー誌に掲載されている上司のマネジメントに関するもの。日本語ではコッターの『リーダーシップ論』にも翻訳されている。
- 中原　淳．駆け出しマネジャーの成長論 7つの挑戦課題を「科学」する（中公新書ラクレ）．東京：中央公論新社，2014．
  上司との関係性を作る方法や説得する方法について書かれている。

Case 8
栄養サポートチームがチームとして機能するのか不安です

チームマネジメント

> **ケース**
>
> あなたは**管理栄養士の主任**として，栄養サポートチーム（NST）の立ち上げに参加しました。チームのメンバーには腹部外科医，消化器内科医，栄養士，看護師（摂食・嚥下障害看護認定看護師），言語聴覚士，理学療法士，臨床検査技師，薬剤師がいます。
>
> 第1回の会議では，年齢が最も若いあなたが書記になり，外科医が仕切ってNSTの活動方針について一方的に話していました。会議室では誰も何も発言しません。あなたは書記をしながら，栄養管理的に間違っていることに気が付きましたが，メモするのに精一杯で意見を出せません。
>
> 約20分間，外科医の演説じみた話が一息ついたとき，内科医と看護師から方針に対する反対意見が出されました。外科医が提案した月2回のNST回診では十分なサポートができないので，少なくとも毎週回診しなければならないこと，さらにNST活動は各医師から要請された患者を対象とするのではなく，病棟ごとに栄養アセスメントシートやアルブミン値で問題となった患者すべてに介入するべきと強く主張しています。外科医が考えていたNSTよりも，非常に業務量や要求の高い活動です。議論が噛み合わないまま初回の会議が終了しました。
>
> 栄養士として，この病院にNSTを根付かせたいと期待していましたが，議事録を作りながら不安になりました。NSTの活動は，今後どうなるのでしょう……。

チームマネジメントの原則

- チームとは多様な人が集まり，個の総和を上回る成果を生み出す集団である
- チームビルディングには立ち上げ期，衝突期，規範形成期，活動期の4つの段階がある
- チームメンバーの人選には，多様な専門性とノンテクニカルスキルを重視する
- うまくいくチームには，個人の専門性に加えて，各人がチーム運営における役割を持つ
- チーム学習を意識したチームマネジメントを行う

チームとは？

　近年，医療においてチームの重要性がますます注目されています。皆さんが想像するチームとは，多職種から構成される栄養サポートチーム(NST)や感染対策チーム(ICT)などでしょうか？　手術室に勤務するスタッフであれば，心臓血管外科手術を行うチームを想像するかもしれませんし，細菌検査室のスタッフであれば，普段から同じ部屋で働く同僚たちをチームとして考えるでしょう。

　チームとは，複数のメンバーが協調して意思決定および実践を通して，各人の責任や権限において業務を行い，時には助け合って，共通の目標を実現する集団で，**お互いのパフォーマンスに相乗効果を生むことで能力の総和以上の結果や業績をもたらすことができる**とされています。特にメンバーが均一な集団よりも，異なる専門性や役割を持つ多様性があるほど高い成果を上げるとされています。

▪ 医療現場でのチーム

　厚生労働省による「チーム医療の推進に関する検討会」報告書では，「チーム医療とは医療に従事する多種多様な医療スタッフが，高い専門性を前提に，目的と情報を共有し，業務を分担しつつも互いに連携・補完し合い，患者の状況に的確に対応した医療を提供すること」と説明されています。医療機関におけるチーム医療には，NST，ICT，褥瘡ケアチーム，摂食嚥下チーム，緩和ケアチーム，呼吸ケアチーム，臨床倫理コンサルテーションチームなどがあります。

公式的なチームだけではありません。患者と接点を持つ職種であれば，その患者ごとの担当者たちでチームが構成されるのです。実際に話をせずに，お互いのカルテ記載を読むだけで終わるチームかもしれません。病棟の片隅で担当医，担当看護師，ソーシャルワーカーが顔を合わせて相談するかもしれませんし，退院前多職種カンファレンスを行うかもしれません。こうした非公式的なチームを含めると，皆さんは幾多のチームに参加していることになります。医療機関全体では同時進行で数え切れないほどのチームが走っているのです。

　現場のチーム医療では，「1＋1＞2」にならずに，実際は「1＋1＜2」になっていませんか？　どうすれば，チーム医療がうまくいくのかを考えていきましょう。

　シンプルな状況を想像して，理解を深めるために，ここでは栄養サポートチーム（NST）や感染対策チーム（ICT）など公式的なチーム医療のマネジメントに関して考えていきます。

チーム活動の段階を理解する

　心理学者のブルース・タックマンは，1965年に発表した論文において，チームが結成されて活動していくプロセス（チームビルディング）には4つの段階があると考えました[1]。その後にチームがゴールに達して活動を終える終息期が加えられて，チームビルディングの5段階説と言われています。

　「立ち上げ期」はチームメンバーが顔を合わせて，同じ目標や理想を共有して，これから活動を始める段階です。未来に対しての期待や不安が入り混じり，それでも前に進めようと活発な時間です。

　そして活動が開始していくと，**色々な状況が発生する「混乱期」**に入ります。メンバーが協調したり，お互いに気を遣ったりする一方で，意見が衝突したり，業務スタイルの違いに苛ついたり，理想と現実のギャップに落ち込んだりと，立ち上げ期とは異なる感情が表出します。専門性が異なる職種に対して，考え方，業務の進め方，意見を言うタイミングに違和感を持つかもしれません。専門職の間に何かしらの権威勾配やヒエラルキーが生じてしまう状況に陥ると，さらにチームの和は乱れます。特に医師と他職種の間には，こういう状況が生まれがちです。

　メンバーがチーム結成の意義や目標に立ち返って向き合うことができれば，お互いの多様性を受け入れて，この混乱期を乗り越えられるはずです。ベテランの看護

チーム・ビルディングの流れ

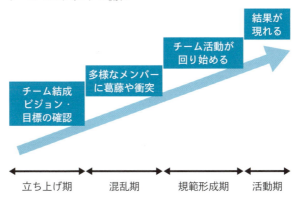

師長が，医師のメンツを立てながら上手にコントロールして，チームを修復していたことはありませんか？　本書を読んで，チームの混乱期を理解した皆さんなら，メンバー各人の考えを聞いて，全員が賛同できるような方向性を提案して解決へと導くことができるかもしれません。

　このような意見の相違や人間関係の難しい状況を越えると，お互いをチームメンバーとして受け入れ，チームの中に暗黙の了解，共通のゴールといったムードや風土が生まれてきます。これが Norm（規範）であり，**このフェイズを「規範形成期」と言います**。みんなの意思が統一される時期とも言えます。

　ここまでチーム状況が成熟してくると，活動を継続して成果を上げる「活動期」に至ります。活動期には，お互いの専門性や責任のもとで業務を実行し，そこから学習して，さらに高いパフォーマンスを実現します。さらに，お互いに刺激しあって，専門性を伸ばすだけではなく，職業上のコンピテンシーや人間性にも影響を及ぼすようになります。

　チーム活動の結末は成功もありますし，失敗もあるでしょう。またチームという名であっても，意見の衝突を避けるあまり混乱期を避けてしまって，本当の多様性を受け入れずに業務を回してしまうこともあるかもしれません。こうした場合には「1 + 1 < 2」になってしまいます。**もちろん初めから成熟したプロフェッショナルな人材が集まれば，混乱期や規範形成期をスキップして活動できるかもしれません。**

チームマネジメント

チームマネジメントのポイント

▪ 人数は5〜7名がよい

　凝集性が高いほうが，メンバーのコミュニケーションがスムーズであり，意思決定のスピードが早くなります。また役割分担をした場合，確実に各人が責任を与えられることで行動につながります。人数が多くなってしまうと，チームにぶら下がったり，役割がないメンバーが発生するため，チームの雰囲気に悪影響が生じる可能性があります。

　病棟で行う多職種カンファレンスですが，一人の患者についてじっくりと行いたいときには大人数になればなるほど質が低下します。特に一つの職種から複数の人が参加する場合には，職種内で発言や行動を譲り合うような雰囲気すら出てくることを経験します。

▪ 専門性だけでメンバーの人選をしない

　多様な専門性を持ったチームのほうが，均一性の高いチームよりも高い業績を上げるとされています。専門性だけがあってもコミュニケーションが取れない人，業務が回せない人がいたらチームは機能しません。**対人スキルや問題解決スキルなどのノンテクニカルスキルも重視して人選することが重要です**。下手に一流の専門屋を揃えるよりも，1.5流や2流かもしれないけれど，きちんとチームとして機能するほうが，「$1+1>2$」になるはずです。

　医療機関にあるチーム医療においても，うまくいっているチームの顔ぶれを見てください。コアメンバーにはノンテクニカルスキルが備わっている人がいませんか？

▪ 目標やゴール，現在地点を明確にする

　多様な人材を揃えたとして，それぞれがバラバラな価値観を持ち合わせているチームにおいて，統一できるのは目標やゴールのみです。言葉で表現し，可視化して，チームメンバーが共有することが何よりも必要です。その共有度が強いほど，チームメンバーのベクトルが一致して，効率的にメンバーの努力やエネルギーが推

進力を得るのです。また進捗状況やメンバーが持つ情報も共有しなければなりません。その情報がチームの現在地を明らかにして、メンバーの対応や支援が新たに発生して、チームが機能するのです。ここでは「目標設定理論」や「ナレッジ・マネジメント」の考え方が重要です。

■ メンバーの役割分担は専門分野だけではなく、チームマネジメントにもある

高い業績をあげるチームには、以下の9つの潜在的役割を持ち合わせていると考えられます[2]。たとえ、5〜7名のチームであっても、1人が複数のマネジメント役割を担っていることがあります。

> 1. 創造・革新者：創造的なアイデアを引き出す
> 2. 探求・促進者：生み出されたアイデアを支持する
> 3. 評価・展開者：選択肢について分析する
> 4. 推進・組織者：組織を構築する
> 5. 決断・実行者：方向性を示し、遂行する
> 6. 管理・監査者：詳細を確実にして、規則を作る
> 7. 援助・維持者：外部との対立から守る
> 8. 報告・助言者：情報を探索・提供する
> 9. 連結者：調整して結びつける

ある病院の臨床倫理コンサルテーションチームでは、倫理的葛藤を多く経験する内科医、患者の心理的サポートを行う心療内科医、緩和ケア認定看護師、心理士、社会福祉士、理学療法士がメンバーとなっています。意見の多い内科医が自然と仕切って、チームを推進していきます。ですが議論が脱線したり、結論が曖昧になったりしないように看護師がしっかりと運営を管理します。社会福祉士は、臨床現場の医師や看護師が持ち合わせない視点から新しい考えを出してきます。そして、心療内科医が、仕切り屋の内科医に程よいアドバイスやサポートを行っていきます。

このように各人がチーム運営における役割を意識的に行うことができると、チームはさらに高い業績を上げることができます。運がよければ、個性が自然に発揮されて、うまく役割にはまるかもしれません。逆に失敗するチームは、メンバーが一部の役割に偏ることや、適材適所に役割分担されないことが認められます。コンサルテーションチーム全員が評価者であったら、症例の分析だけで、現実的な解決案を提示

できないかもしれません。場合によっては意見が割れて，チームが空中分解してしまいます。

チームマネジメントする上でのテクニック

これまではチームマネジメントのデザインを中心に見てきました。実際のチーム活動ではちょっとした気遣いや確認によって，お互いが適切なコミュニケーションを取り，信頼感を持ち，そして学び合う関係につながります。9つの役割を果たせば，チーム運営が必ず成功するというわけでもありません。チームワークをうまく回すためには，以下の具体的なことにも気を付けなくてはなりません。特に患者安全のリスクが高いチーム医療においては，これらのヒントを日々の活動で実践していきましょう。

> 医療現場でのチームマネジメント作りのポイント
> □チームメンバーがチームマネジメントを理解して，意識的にチーム作りに参加する
> □チームの意思決定や方針，目標を共有する場を作る
> □連絡・指示系統（レポートライン）を明らかにする
> □専門職としての役割，チームの中での役割を明らかにする
> □お互いを名前で呼び合う（特に他職種間のメンバー）
> □具体的な内容や客観的指標を用いて話す
> □暗黙の了解は避けて，必ず言葉や文章，ルールにして確認する
> □曖昧な内容について，躊躇なく質問ができる
> □トラブルやエラーを疑ったとき，他者の作業でもストップできる
> □コンフリクトが発生した場合は，人と問題を分離して考える
> □職務上の不安や悩みを独りで抱えず，チームメンバーと共有する

チームマネジメントからチーム学習へ

医療機関におけるチーム医療のゴールは，患者に対する貢献であるとともに，組織内の医療レベルを向上させることです。チームメンバー同士が学習して，お互いが成長し，その結果で発生する組織の知（ナレッジ）を組織全体に浸透させていくこと

です。**チームの中でのパフォーマンスを，組織全体に広げていくにはマニュアルやルールを作り，それを空気のように誰もが行う状況までいくことが究極の目標であり，これらの原点にあるのがチーム学習です。**チームが真に学習する状況では高い結果を出すだけではなく，各メンバーも個人の努力だけでは不可能な成長を遂げることができるとされています。自分のパフォーマンスを自分自身だけでなく，チームメンバーからも見られている状況であることも成長の刺激になるはずです。

マサチューセッツ工科大学のピーター・センゲは，「チーム学習はきわめて重要である。なぜなら，現代の組織における学習の基本単位は個人ではなくチームであるからだ。肝心なのはここである。チームが学習できなければ，組織は学習し得ない」と述べています[3]。組織はチームで構成されています。手術チームを例にすると，たとえ絶対に失敗しない外科医がいたとしても，麻酔科医，オペ室看護師，臨床工学技士が成長しなければ，外科医のレベルを引き出せません。優秀なリハビリテーション部門があったとしても，病棟看護師がADLを支援し，管理栄養士が最適なカロリーや栄養素を考えなければ，その患者の筋力は改善しません。個人や1つの部門の努力やパフォーマンスだけでは，現代で求められている医療レベルは成り立ちません。

ケースその後

第2回NST会議が招集されました。前回決定できなかったNSTの活動方針をもう一度検討するのが主な目的です。今回は前回メンバーでなかったICUの看護師長も加わることになりました。会議前日に病棟の廊下で師長から話を持ちかけられました。

師長「あなたは，どんなNSTが理想だと思うの？ 前にいた病院では，どのような活動をしていたの？」

あなた「前の病院の平均在院日数は14日程度で，栄養状態が悪い患者でも30日程度で転院になることが多かったです。月2回の回診ですと，ほとんど介入できずに退院するので，毎週の回診は必要でした。また対象患者に低アルブミン患者を含めると多すぎるので，まずは栄養アセスメントに引っかかった患者のみでよいと思います」

会議では師長が仕切り役をしていました。師長がチームに加わった理由は，「NST が開始前に崩壊する」と認定看護師が看護部に泣きついたからでした。外科医は師長の前では大人しく，ウンウンと頷いています。実は外科医は会議を仕切るのが苦手で，どちらかと言えばフォロワーとして向き合うほうが心地よいタイプです（後日の飲み会で前回は一杯一杯だったと本人が笑って話していました）。

　外科医は栄養療法についての経験が豊富で，コメントを出す立場に回ってからは，質の高い指摘やコメントが多くなりました。また色々な考えやアイデアを持っている内科医からは，多職種が書き込むことができる電子カルテのテンプレート機能を NST で活用できないかという提案がされました。さらに前回，発言のなかった理学療法士は，師長が促すことで，簡易的な筋肉量測定方法を紹介することができました。

　印象として，どうやら仕切り役を得て，それぞれのメンバーが自分の役割を持ち始めているように見えました。とはいえ，まだ会議室から一歩も外に出ていません。実際の NST 回診を行ってからも，チームが 100％可動できるまでに衝突も起こるでしょう。どんなハードルがあるのだろうと，期待半分，不安半分の気持ちで 2 回目の議事録を作成しています。

文献

1. Tuckman BW. Developmental Sequence in Small Groups. Psycohol Bull 1965. 63: 384-99.
   タックマンモデルとよばれるチームビルディング段階説が書かれている。
2. スティーブン P. ロビンス（高木晴夫訳）．マネジメント入門 グローバル経営のための理論と実践．東京：ダイヤモンド社，2014: 334.
3. ピーター M. センゲ（枝廣淳子，小田理一郎，中小路佳代子訳）．学習する組織 システム思考で未来を創造する．東京：英治出版，2011.
   難解な書籍で，この本を解説した入門書すら出ている。組織をどのように成長させていくかを個人やチームの学習からアプローチしている。

推奨文献

・相馬孝博．これだけは身に付けたい 患者安全のためのノンテクニカルスキル超入門―WHO 患者安全カリキュラムガイド多職種版をふまえて．東京：メディカ出版，2014.
　WHO が提唱する患者安全に関連したノンテクニカルスキルについて説明。基礎的な内容でわかりやすい入門書であるが，実は奥が深い本。

Case 9
斬新な提案が老獪な幹部の抵抗にあったとき
組織政治とパワー

ケース

　あなたは，**感染管理認定看護師**として，ある県立病院から新しく赴任しました。2018年4月から診療報酬で算定される「抗菌薬適正使用支援加算」に関わるキーパーソンとして採用されたのです。辞令交付時に院長と看護部長から期待している旨を伝えられ，意気揚々と働き始めたところです。5月に行われた院内の感染管理会議の席上で，3月まで勤務していた病院の術後抗菌薬適正使用マニュアルを提出して，このマニュアルを採用するように提案しました。

　あなた「4月に院内の抗菌薬使用状況を確認しましたが，周術期において，外科系診療科の抗菌薬使用が，薬剤選択も使用期間も不適切なものが多く見られました。前の病院では，こういった使い方はしていません。またクリニカルパスの作り込みもレベルが低いです。前の病院で使用していたマニュアルに基づいて，抗菌薬を変更したいです」

　感染管理会議の委員長は外科部長ですが，この提案に納得がいかない表情です。

　外科部長「色々と調べてくれてありがとう。周術期抗菌薬使用については，会議で何度も確認して作成したものなので，各診療科の先生にも確認しないと進められません。外科では，これまで特に困った感染事例が発生していないし，大学医局での使用方法にも基づいているので問題ないと思います」

　あなた「前の病院では，外科医師は同じ大学からの派遣でしたが，すべてマニュアル通りに切り替えました」

外科部長「今日は他にも議題が山積みです。時間があるときに話しましょう」
　あなたの提案は拒否されました。薬剤部長の助太刀があると思っていましたが，会議の資料を見ているだけで何も発言されません。赴任早々，うまくいきません。あなたにとって一番重要な会議でしたが，今後も，提案しても受け入れられないのではないかと不安です。

組織政治とパワーの原則

- 集団や組織には必ず政治的状況が発生する
- 問題の流れ，方策・アイデアの流れ，政治の流れが一致して意思決定される
- 意思決定のダイナミズムや時間的流れを知る
- 問題やアイデアに対する利害関係者の状況を分析する
- 組織の中での自分のパワーを確立する

政治とは何か？

　人が集まるところ，組織があるところには，必ず政治や権力があり，それが絡み合って組織の意思決定につながります。政治や権力という単語に対して，皆さんはダークサイド，ブラック，悪をイメージしませんか？　テレビドラマのように，高級なレストランや料亭で病院幹部たちが人事や方針を語り合っているのでしょうか？　院長を失脚させるために，院内でクーデターや内部告発が準備されているのでしょうか？実際はもっと身近なところで発生しています。例えば，診療で恩を受けた医師から協力を依頼されたときには断りにくいですよね。病院の方針を快く思わないときに仲間を集めて反対意見をまとめたりしませんか。**方針を作る側，方針を受け入れる側，管理者，職員などが影響しあって，政治的状況が生まれていきます。**

　時には正しい行動が反対される，すぐに必要な行動が適切なタイミングで実行されないこともあります。管理職になった皆さんは，このような状況に対してよい印象を持てないでしょう。ですが，ここに至る背景を知っておかなければなりません。

政策が実行されるタイミング

ジョン・キングダン（政治学者）は国において，解決するべき社会問題をどのように議論の俎上に載せて，政策決定に至るのかを研究しました。ここで導かれたのが政策の窓モデルです。どんなに素晴らしい政策だとしても，政治的に議決が難しい状況では実現されません。

一方で政治的に機会が熟していても，政策の選択肢が準備されていなければ立案できません。キングダンは政策が決定される際には，問題の流れ，政策の流れ，政治の流れが一致したときに窓が開いて政策が実現できると考えました。国と同じように，組織内の意思決定にも適応できるモデルです。皆さんの医療機関でも，文句の付け所がない方針や計画を立てたとしても，すべてが実現されることはないはずです。問題意識が幹部にない場合，強力な反対派がいる場合などには承認されないでしょう。

現状に問題意識を持っている人々は何かしらの方策を練っています。なぜならば，問題が発生してから立案していては遅いからです。一方で最終の意思決定者は立案者ではない院長や幹部ですので，彼らを説得しなければなりませんし，場合によっては院内にいる利害関係者（医局や看護部，事務局などの部門や労働組合など）の承認が必要です。これが政治的な流れです。つまり立案者にとって正しい，または必要であるという考えが，意思決定者や利害関係者にとっても受け入れられ，さらにタイミングよく実行できる場面でなければ，確実に実行されません。

政策（組織では方策やアイデア），問題，政治の流れが一致するタイミングを見

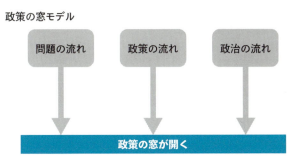

政策の窓モデル

3つの流れのタイミングが一致したときが政策実現へのチャンス
同様の状況が国でも組織内でも見られる

組織政治とパワー

極めること，もしくは問題がいつ発生してもスグに実行できるように，**日頃から幹部や利害関係者の承認を得ること**が，組織内で動くには必要となります。決して，個人の能力や才能だけではうまくいかないのです。

　2008年頃，私はオートプシー・イメージング（死後画像診断検査）を導入するアイデアを出しましたが，承認されませんでした。検査の必要性が理解されず，日中の撮影業務に影響が出ること，費用が持ち出しになることなどで賛成されなかったのです。しかし，数年後，院内で医療安全の問題意識が高まり，他施設の実践例をみた幹部が関心を持ったこと，剖検を補完する検査として受け入れられたことから，再提出してスムーズに承認された例があります。

意思決定のダイナミズム

　組織の中ではさまざまな意思決定のプロセスがあります。現場のスタッフであれば，自分が任された業務範囲や専門性の中で意思決定して仕事をすることが可能です。**一方で管理職である皆さんの仕事は，上司やスタッフ，委託職員，出入り業者，他部門・部署など組織内の多様な人々の意思決定や行動に依存しています。**医療機関では忙しい人が多く，時間もリソースも限られていますので，すべての人が協力的であるとは言えません。

　新しく管理職になった皆さんが立案したアイデアを，医療機関全体の方針にどのように組み込んでいくかに絞って考えてみます。

1. 委員会やワーキンググループの計画にして，組織内の上級の会議や決済プロセスに回す

　これは計画そのものを自分の名前ではなく，委員会の管轄にして上申する方向です。メリットは，医療機関の中での公式なルールに基づいた決定になることです。デメリットは，委員会の中で決定する過程の中では，オリジナル案から修正加筆されたものになってしまうので，当初のアイデアそのものから変化するかもしれません。上級の会議に出席するメンバーの中で賛成してくれるであろう人に事前に重要性や必要性を説明（根回し）しておくといいです。

2. 医療機関の幹部に直接提案する機会を作ってもらう

　各部署や部門のトップなど身近な上司に対して，自分のアイデアが採用されるべきものであると説得するプレゼンテーションから始めます。そこがクリアできれば，運用していく際に責任者となる幹部につないでもらいましょう。いきなり院長や理事長に諮って承認を受ける方法もありますが，皆さんであれば，まず身近な上司へのプレゼンテーションをしっかり行うことが重要です。

3. 病院の意思決定に関わる個人のルートを作っておく

　直接，幹部に話ができるルートがあれば，これ以上に強いコネクションはありませんが，このルートは一朝一夕にはできません。まずは組織内の信頼を得ることが重要です。自分の名前を知ってもらうことも重要ですが，過度にアピールするような行動は慎んだほうがよいでしょう。それを妬む人や足を引っ張る人が，必ず出てくるからです。大事なのは，多くの場で提案して実績を作って，自分のパワーを確立することです。そうすれば，おのずとルートは向こう側から開けてくるはずです。

　また院長など幹部には，意見やアイデアを参考にしているキーパーソンを組織内に持っていることが多いです。そのような人を同定して，事前に説明して協力者になってもらうことで，意思決定のプロセスがより確実なものとなります。

4. 問題のないアイデアや提案であっても，受け入れられないとき

　たとえ素晴らしいアイデアを提案しても，それが時期尚早なら受け入れられないこともあります。その場合にはエベレット・M・ロジャースのイノベーション普及理論[1]に沿って考えてみてください。この理論では，評判が確立していない段階から誰よりも早く受け入れることができるイノベーター（革新者），次にアーリー・アダプター（早期採用者）がいて，この2グループが，流行に敏感な人々として認識されます。

　医療機関は保守的な傾向があるので，皆さんの施設には，診療報酬の加算が認められるまで，または他の施設に普及するまで待機するレート・マジョリティー（後期追従者）の人が多いかもしれません。一方で全国レベルでパイオニアとなるような医療機関は，価値のあるアイデアやサービスであれば診療報酬で認められる遥か昔

から診療に取り入れています。これは幹部がイノベーターであったり，挑戦的な組織だからかもしれません。

皆さんの組織風土や幹部の意思決定の傾向を把握して，自施設がどのグループに属しているかを分析してください。挑戦的なイノベーターやアーリー・アダプターのグループでなければ，先進的な取り組みの導入を急かしても潰されるか，拒否されるかです。緊急に実行しなければならない取り組みでないならば，キングダンの窓が開く時を待つのも賢明です。そのためには，いつでも提案できるように普段からの準備が重要です。

ステークホルダー分析の必要性

組織内での政治的な状況を見るためにステークホルダー分析があります。それほど精緻な分析ではなく，ざっくりとした分析ではありますが，政治的状況を可視化することができます。**問題に関係するステークホルダー（利害関係者）に対して，想定される影響（Positive/Negative），問題に対する態度（賛成／中立／反対），問題に対する影響力（大まかな目安）を挙げていきます。**一つの表にまとめることで状況を可視化でき，どのステークホルダーに対して，どんなアプローチを行うかを決定することができます。冒頭のケースでは，図のようなステークホルダー分析ができます。

自分のパワーを確立する

皆さんが管理職として，他者と関係を築きながら，スムーズに仕事を行うためには，パワーを身につける必要があります。**パワーを「権力」と翻訳することがありますが，むしろ人々への影響力と考えたほうが健全です。**

ジョン・P・コッターは以下の4種類のパワーを得ることで，依存せざるを得ない人々に影響力を行使できると考えます[2]。

1. 恩義を感じさせること：他人に感謝されることを行ったり，友情を育んだりして，お互いに依存し合って影響力を及ぼします
2. 経験や知識に対する信頼：専門家としての立場を確立すると，専門性の部分において，組織の中での影響力が大きくなります

	Positive な影響	Negative な影響	態度	影響力	キーパーソン
患者	適正な治療の実施 耐性菌の発生率低下	稀にカバーされない細菌あり	なし	なし	なし
外科系医師	耐性菌発生率低下	術後感染のリスク	反対	大	外科部長
内科系医師	耐性菌発生率低下		賛成	小	内科部長
看護師	抗菌薬投与の業務軽減		中立	小	看護部長
薬剤師	適正な抗菌薬使用の推進 薬品費の低下		中立	小	薬剤部長
感染管理会議	適正な抗菌薬使用の推進	信頼性が低下	反対	大	外科部長
事務局	加算の算定 DPC での粗利増加 薬品費の削減	術後感染発生時に在院期間延長，ベッド稼働率低下	賛成	中	事務局担当者

抗菌薬適正使用プロジェクトにおけるステークホルダー分析

3. 自分とスタッフとの一体感：スタッフが管理者への信頼感や帰属意識が高まることで，自分とスタッフの考え方や行動などに一体感が増して，影響力が大きくなります
4. 自分に依存していることを周囲の人々に自覚させる：自分が持つあらゆる機会やリソース（人事や情報，予算，人脈など）を駆使して，自分なしでは周囲の人々が立ち行かなくなることを実感させることで，影響力が大きくなります

　この 4 つのパワーは，医療機関においても普通に見られることです．有能な医療者ほど，すべてを持ち合わせている傾向があります．決して権力意識が高いとか，腹黒いとかではなく，カリスマであったり，尊敬するロールモデルであったりします．これらのパワーを意識して振る舞っている方もいれば，無意識にしている方もいますが，いずれも素晴らしい結果を出しています．

>>> ケースその後

　さまざまな部署や部門に聞き込みをして，ステークホルダー分析をしてみると，外科部長が最も影響力と決定力を持っていました．脳神経外科や整形外科の状況はわかりませんが，ここを説得しない限りは周術期抗菌薬の変更は難しいと判断しました．外科部長は感染管理の責任者であるので，支援してくれるものだと思っていましたが，周術期管理の問題は感染管理とは別物であると考えているようでした．この問題をどのように進めたらよいか，看護部長に相談しました．

　看護部長「まずは，あなた自身が信頼できる人であるかどうかを外科部長にわかってもらうことが大切よ．院長や私から動いても，あの部長は納得しないでしょう．人一倍，慎重な方だから．それと他の外科系診療科の先生方が，周術期の抗菌薬変更に対して，どんな意見を持っているのかを聞いたほうがいいでしょう．外科副部長の意見も聞いてみてください」

　あなた「信頼を得るまで待つのは時間がかかります．早めに変更したいです」

　看護部長「今後の感染管理を行う上で，常に外科部長が絡んでくるので，一旦，敵対関係になってしまったら仕事が進みません．少し遠回りでも，エビデンス的にも，リスク管理的にも正しいと理解できれば，あなたの考えをちゃんとわかってもらえるはずです．今，説得したとしても，うまくいかないと思います．また昔から病院にいる医師たちや副部長からの言葉であれば，聞き入れるかもしれません．現時点で急いでいなければ，提案は一旦取り下げ，周囲から当たって，どこかの時点で外科部長から声がかかるのを待ちましょう」

　あなたは，病院を変わったことに対して，若干の後悔を感じましたが，新しい職場では仕方がないと割り切ることにしました．緊急度も高くなく，すぐに患者に影響が出るものでもないですし，他に行わなければならないことが山積しているので，優先順位を後ろに回すことにしました．まずは外科の症例を通して，外科部長の信頼を得ることを目標にするよう，看護部長からアドバイスされました．

文献

1. Rogers EM. Diffusion of Innovations, 3rd ed. New York: Free Press, 1983.
   新しい取り組みの普及メカニズムがわかる.
2. ジョン P. コッター（黒田由貴子，有賀裕子訳）．リーダーシップ論 第 2 版．東京：ダイヤモンド社，2012．
   「権力と影響力」の項に詳細な説明がある．

推奨文献

- 髙城幸司．社内政治の教科書．東京：ダイヤモンド社，2014．
  組織内政治を現場のミドルマネージャーがどう考えるべきか知ることができる．

---

column

沖縄県立南部医療センターに着任

　主に 2 つの県立病院（那覇・南部病院）が合併した病院（2006 年設立）で，最新の医療情報システムが設置され，救急救命センター，災害拠点病院の役割を持つ高機能病院であり，琉球大学と県立中部病院からも医師・看護師が派遣されました．私は上司の仲里信彦先生と総合内科および臨床研修プログラムを新設するミッションを持ち赴任しました．何もかもが新しく，病院内を歩いていると自分も一段高く感じたのを覚えています．

　しかし，**大きなピットフォール**があったのです．4 つの**病院は組織文化や医療内容，さらに臨床への考え方や運営方法も全く異なっていました**．重症度が高い病院，時間に余裕がある病院，高い専門性を追求する病院，総合力が求められる野戦病院からの出身者で構成されていました．病院の方向性もバラバラに解釈され，常に誰もが何かイライラしているような雰囲気さえありました．それでも地域の期待度は非常に高く，多くの患者を受け入れ，高度な診療を展開して，表面的には順調なスタートを切っていました．

　まだ若かった私は，そんな状況に対して大きな憤りや悩みを感じるとともに，一部の医師が行う医療が自分の思い描いていた理想と乖離していたことにも衝撃を受けました．今振り返ると，自分にも見えない点がたくさんありましたし，どこにでもある医療のカタチであったとも思います．それでも病院合併を通じた組織文化の衝突を実体験できたことは忘れられない思い出です．組織文化やマネジメントの重要性を認識したことが，病院経営を学びたいと考えるキッカケになりました．

Case 10
職業的ジレンマに悩んだら？
医療倫理と組織倫理

> **ケース**
>
> あなたは**主任放射線技師**ですが，技師長が病気になり長期療養に入ってしまい，部署を統括しなければなりません。そんな中，女性技師が妊娠して当直業務ができなくなりました。まだ CT 検査や MRI 検査を十分にできない若手技師に当直をさせないと業務が回りません。しかし，彼が当直をすると明らかに救急診療に大きな影響が出ることが予想されます。
>
> 急性期脳梗塞での MRI 撮影，多発外傷での全身 X 線撮影や CT 撮影などに時間がかかると，患者の生命にも影響が出ます。彼は「日勤帯ではできている業務なので，自分は大丈夫です」と言っていますが，他の技師からは難しいだろうと話がありました。ベテランスタッフはほとんど寝られない当直の回数が増えることに抵抗しており，あなたも強く言えません。
>
> あなたも，彼を当直させたら医療安全や救急診療にリスクが高く，影響が出ることは十分わかっていました。しかし，彼も熱心でやりたがっているし，ベテランスタッフの抵抗もあることから，組織全体の和と満足感を重視して，当直させることにしました。とはいえ，あなたは診療への影響に対する不安から悶々と悩む毎日を過ごしています……。

医療倫理と組織倫理の原則
- 倫理的視点には，生命倫理，臨床倫理，公衆衛生倫理，組織倫理がある
- 個々の価値観によっては，倫理的判断が異なる
- 管理職が扱う組織倫理の検討・実践は難しい
- 倫理的判断ができる組織やルール，教育システムを作る

- 管理者は高い倫理性を持ったロールモデルとして振る舞うべき

管理職として倫理を考える

　皆さんは管理職として職場で倫理的な葛藤を持ち，判断に迫られた経験はありますか？　倫理といっても，いわゆる生命倫理や臨床倫理の問題だけではありません。公衆衛生倫理，職業倫理，企業倫理などさまざまな倫理的な視点があり，管理職になると，意外に悩むケースが多いと感じられるでしょう。診療やケアに関する倫理的な課題だけでなく，業務やスタッフの振る舞いに悩むことはありませんか？

・担当患者に倫理的ジレンマを抱えているスタッフから相談を受けたとき
・同僚のプロフェッショナルでない対応に憤慨するスタッフが駆け込んできたとき
・来月の勤務表を作るとき，20日以上夜勤ができない日があるとスタッフが平然と申告するとき
・病棟稼働率を上げるため，全患者の退院を1日延期させなさいと病院長から指示が出たとき
・医療事故の隠蔽を組織的に行おうとしていることに対して，賛成も反対もできないとき
・（大震災など被災時）仕事と家庭のどちらを優先すればいいか悩んだとき

　いずれの悩みに対して単純な倫理的判断で解決することは難しいかもしれません。生命倫理や臨床倫理の問題であれば部門や部署のスタッフ全員で考えるものですが，管理職が考えなければならない問題は，職業倫理や組織倫理などの要素も入ってくる複雑なものです。黒か白かの正解は少なく，むしろグレーのまま正解を探し続ける，というのが答えかもしれません。

生命倫理，臨床倫理，公衆衛生倫理，組織倫理

　管理職として医療現場で倫理を考える際，4つの**倫理的視点の違いをしっかりと区別すること**が重要だと思っています。以下に簡単に説明します。

・生命倫理：人間として，一つの個体の命，生，死をどう考えるか
・臨床倫理：医療者として，一人の患者の診療方針をどう考えるか
・公衆衛生倫理：国や地域，集団の健康管理や疾病管理をどう考えるか
・組織倫理：組織や集団が活動する上で守るべき規範をどう考えるか

　医療職の皆さんが遭遇する問題で多いのは，患者に関連する診療方針における葛藤でしょう。患者，看護師，医師，そして皆さんが意見を出したり行動したりしますが，うまく噛み合わないことも少なくありません。その場合，生命倫理と臨床倫理の問題を混同していることが多くあります。一つの命の話（生命倫理）と，患者の家族や生活，予後やQOLを考慮した話（臨床倫理）を整理しなければ，「人間の命を何だと思っているのか！」「医療者として全く信頼できない！」と誤った評価を他人に与えてしまうかもしれません。倫理的な話をする際には，各人が持つ倫理的視点がズレていないか確認したほうがいいでしょう。

　管理職には，さらに組織倫理も入り込んできます。まだ管理者になったばかりの皆さんは，スタッフ時代は自分のことだけを考えればよかったのですが，これからは部門や部署で発生する職場の問題に対処しなくてはなりません。管理職の立場としては時間外業務を推奨できないけれども，プロフェッショナルとしては時間外であったとしても患者業務を手伝ってほしい，まだ技術的に未熟であり，医療安全的には心配なスタッフであったとしても，業務を回すためには仕事を任せなければならないなどが課題として挙がるでしょう。

　さらには災害が発生した場合や，新型インフルエンザなどの感染症が流行したときには，公衆衛生倫理を考えなければなりません。災害トリアージやワクチン配布，スタッフへの業務分担などを考えます。すべての人を救うことはできませんので，利用できる医療資源やスタッフの能力を考えて，最大数を助けるための資源配分や意思決定をしていきます。

倫理を考えるときの原則

　さて，皆さんは米国の医療をどう思いますか？　莫大な医療費が必要なことは知っていますよね。もしも旅行中に事故にあって保険がなければ，治療費に数千万円かかってしまうかもしれません。「金儲け主義で良心的でない医療をしている」と言

う人もいますが，米国人は皆そう思っているのでしょうか？　社会の価値観によっては，色々な見方があるのかもしれません。ここでは3つの原則（主義）について紹介します。

1. 功利主義

　功利主義とは，自分または集団が最大に幸福な状態を目指す考えです。満足感が高い，欲望が満たされている状況です。個人の最大幸福を目指す考えとは，「他人や国に邪魔されずに自分がやりたいことができる」ことです。『ブラック・ジャック』的な診察を法外な金額を払って受診できることも当てはまります。自分にとって価値が高いと考える治療や方法を自ら選択する（怪しい水を飲む，壺を買う）ことも正当化されます。医療保険費を払うのも自由ですので，元気な人は保険費を貯蓄に回せられます。

　一方で集団の最大幸福を目指す考えとは，「個人の価値観は別として，集団の幸福の総和を最大化できるような仕組みを決める」ことです。医療費の枠の中で，どのような治療に配分すれば多くの人が助かるのかを客観的指標を計算して決められます。ある国では，糖尿病や高血圧の治療には保険がきくけれども，小児の希少疾患の高額薬品には保険がカバーされないとします。しかし，国全体から見れば，最も人が助かる方法と言えます。前者を主観的功利主義，後者を客観的功利主義と言います。

2. 自由主義

　自由主義とは「人間個人の権利は，何よりも平等に尊重されるべきものである」という考えです。個人の自由と権利は尊重されて，国に侵害されるべきではないので，個人の所得に対して税金を課すべきではないと主張する人がいます。医療を受ける受けないも個人の自由と考えるので，日本のように強制加入する医療保険がない「小さな政府」を志向するグループの考えがあります。

　一方で国は個人の権利を保障して，すべての国民に平等な機会を与えるべきであると主張する人もいます。人間らしく生活できる最低限の保障として医療，福祉，教育，生活保護などを等しく受ける権利をすべての人は持つべきであるという考えです。所得に対して税率が高くなりますが，それを許す社会なのでしょう。前者は米

国のトランプ大統領の支持母体である共和党のグループの一つの主張です。また後者は北欧の福祉国家で持たれている考え方です。

3. 共同体主義

　共同体主義とは，コミュニティーで生活する人々が共通の価値を重視する考えです。共通の価値としては，その場の「徳」に沿うものであり，村の掟とか宗教観などがそれに近いかもしれません。例えば，米国には中絶を認めない（法律違反となる）州があります。また安楽死を認める国と認めない国の間には個人の権利の尊重以上に社会的な価値観や通念といったものがあるでしょう。

　日本では高齢者を慈しむ儒教の考えや道徳が医療制度にも影響しています。姥捨て山の挿話がありますが，高齢者を切り捨てることは道徳的に許されるものではありません。現に保険制度では，どんなに資産があったとしても高齢者は1割の自己負担になっています（現役世代並みの収入がある場合には3割負担）。

　生命を扱う医療において，多様な価値観が存在します。皆さんが正しくないと考える形の医療であったとしても，別の価値観を持つ人々にとっては正しい医療として受け入れられます。ですから日本の医療も，米国の医療も，未開の地での呪術的医療も正しい医療とみなされるのです。中絶を許さないのも，安楽死を認めるのも，それを認める人々にとっては正しい行為なのです。こうした価値観の違いは，前述の4つの倫理観にも大きく影響しています。

　そして我々医療者は，医療現場でそれぞれの主義の捉え方が混同されていることに気が付くでしょう。たとえエビデンスが乏しくても，最終的には患者が自分の意志で方針を決めることを尊重しますよね。治療に数千万円かかる抗がん剤のオプジーボ®を保険でカバーするのはおかしいと思った方はいませんか。北欧のようにすべてのサービスが無料となる土地で暮らしたいと思ったことはありませんか。

　このように人は色々な価値観で生きているのです。同じ価値観の中であれば正しい正しくないという評価ができますが，自分と他人が持つ価値基準が一致しない場合には，相手を理解しなければなりません。部門や部署の暗黙の掟（ムラの掟）を守るよりも，個人のワーク・ライフ・バランスを優先するスタッフもたくさんいます。**共同体主義の傾向が強い人，主観的功利主義の傾向が強い人などが混在しています。そのような中で管理職はスタッフを引っ張っていかなければならないのです。**

管理職の倫理的判断の難しさ

　新しく管理職になった皆さんは，職場での倫理的葛藤を持ったり，判断を迫られたりするとき，とても難しく感じるでしょう。特に組織倫理が絡んでいる場合には，倫理課題を整理するアプローチ（Jonsen の 4 分割表など）がないため，さらに判断が難しくなります。特に自分やスタッフのプロフェッショナリズムや仕事観なども反映されると，職場の関係者では議論しにくい問題になります。たとえルールや就業規則はあったとしても，それが適応されない問題こそ悩ましいのです。本ケースで生じた問題には医療機関内に適応できるルールはありません。

　米国の医療マネジメント学会では管理職の倫理的判断を邪魔するものとして以下を挙げています[1]。
・判断を急がされる
・すべてのスタッフ，業務全体に組織の倫理基準が組み込まれていない
・医療においてはルールや法律を破ってもいいと思っている
・マネジメントと倫理を別物として考えている
・法律で許されていることは倫理的に正しいと思っている
・自分たちの都合で倫理的判断を歪めてしまう

　我々の職場でも当てはまりませんか？　倫理基準は個々の道徳観やプロフェッショナリズムに委ねていませんか？　さらに病気を治すためなら適応外薬を使用しても許される，患者の意向よりも医療者側の信念を優先した診療を行うなど，医療のためには何でも許されるという組織風土がある医療機関では，倫理的に考えることを難しくさせてしまいます。個人の主観に沿って倫理基準を歪めてしまうと，たとえ一時的であったとしても組織的に許される行為となり，将来的には組織全体に負の影響を与えてしまいます。

　職場の中には倫理的問題が隠れていることがあります。相談されるケースよりも，**相談を持ちかけられないケースこそ管理者が発見したり，その葛藤に悩む人に声をかけなければなりません**。そのためには，皆さんこそが倫理的な感受性を高く持っていく必要があるでしょう。

組織で倫理的判断を行うには

下記に挙げた取り組み[2]によって、倫理的判断や意思決定を行うことができるようになります。

- ・組織のミッション，ビジョン，価値観に沿った倫理的意思決定の枠組みを導入する
- ・臨床倫理と経営倫理の両方に対応できる倫理委員会を設立する
- ・倫理基準や行動規範を決めて，定期的に見直していく
- ・倫理基準を遵守する仕組み（罰則や報奨の規程など）を作る
- ・ハラスメントや差別，違法行為や非倫理的行為を強制しないような職場環境を作る
- ・職員から報告する仕組み，カウンセリングや心理的ケアのシステムを作る
- ・患者の権利を業務に組み込んで，患者アドボカシーや患者サービスに配慮する
- ・職員全体に倫理教育を行う
- ・採用の段階で，倫理的に考察できる人材を評価する

大きく分けて3つの取り組みがあります。**まずは組織全体のルールや規範，文化を作ることです**。これは皆さんの責任の範囲を越えてきます。しかし判断する基準として，自分の中の価値観ではなく，組織の倫理基準を軸にして考えるべきでしょう。

次に職員全体への教育と実践です。もちろん部門や部署の中のスタッフから始めます。**倫理的問題が生じたとき，実際の問題をスタッフ全員とシェアして，継続的に倫理的感受性や判断力をつけていくことが必要です**。最後に管理職としての皆さんの態度です。もしも，皆さんがスタッフが話をしても聴いてくれないという評判があったら，相談すら持ち掛けられないでしょう。皆さんの倫理的な感受性が低ければ，悩みを抱えている人を見過ごしてしまうかもしれません。**常に自ら倫理的な判断基準を高めること，問題を見つけること，意思決定を実践することを続けることが大切です**。

そうした姿勢を続けることで，**皆さんがロールモデルとしてよき見本になるはず**です。診療現場や組織で発生する課題に対して，通常の問題解決だけでなく，倫理

的考察も積み重ねることがより深い経験となるでしょう。管理者として時間を経ていく中で，このような経験の蓄積が俯瞰的視点と深い洞察力を育み，将来的には組織内だけでなく医療機関全体や地域での問題解決にも活きるはずです。

> **ケースその後**
>
> 　関係する当事者たちに話を聞くと，少なくとも8つの問題があり，その問題から4つのグループに分けられました。女性技師は通常の就業規則に従っていますが，職場に対して申し訳ない気持ちを抱えていました。一方で，若手技師は自分の実力を伸ばす機会として当直業務を楽しみにしていましたが，周囲からは医療リスクを軽視しているように見えました。ベテランスタッフはリスクがあることを把握しながらも，当直したくはないことを明示し，この問題に対しては無関心を装い，距離を置いているようでした。
> 　最もジレンマを持っているのは，あなた自身でした。医療リスクがあるにもかかわらず指示しなくてはならないこと，命やリスクよりも自分の都合を優先したことに対して根深い葛藤を抱えている状況でした。
> 　他院で技師長をしている先輩に相談すると，スタッフ全員でミーティングを行って問題を話し合うことを提案されました。おそらく個別で意見を聴いてまとめるよりも，組織の問題として取り組んだほうがいいとアドバイスされました。月一回行われる職場会議の後に開催したミーティングでは活発な意見が出ました。すべてのスタッフが医療リスクを不安視していることで一致しました。リスクや問題をわかっていながらも，無関心を装うのはつらいと話すスタッフもいました。また若手技師もベテランスタッフの訴えを聞くと，楽観的だった表情から一変して余裕がなくなっていく様子です。あなたも自分の葛藤を正直に話したところ，スタッフからの共感が得られたようです。
> 　結果的には，若手技師をCT・MRI機器担当に短期間の配置換えしてOJTを行い，当直用の標準的撮像マニュアルを作成し，若手技師の当直時にはベテランスタッフが宿直することになりました。宿直であれば負担も必要最低限であり，皆が納得しました。ミーティングを行ったことで，女性技師と若手技師に対しても，スタッフ全員で支援するような雰囲気が生まれました。

> **整理！　本ケースで管理職が感じる倫理的ジレンマの要素**
>
> ▶ **あなた**
> ・実力が伴わないスタッフに，身の丈以上の業務を指示
> ・医療リスクと職場の和を天秤にかけた判断
> ・ベテランスタッフに協力体制を指示できないマネジメント力
>
> ▶ **スタッフ（技師）**
> ・産休を取ることでの周囲の負担を申し訳なく思っている女性技師
> ・経験を積みたいがために，医療リスクを軽視している若手技師
>
> ▶ **職場全体**
> ・医療リスクを認識しているにもかかわらず無関心を装う状況
> ・当直回数が多くなることで，業務負担が増す，過重労働であるという意見
> ・産休に対する部署内での不協和音や不満の声

文献

1. Frankie Perry. The Tracks We Leave: Ethics & Management Dilemmas in Healthcare（ACHE Management Series）. 2nd ed. Chicago: Health Administration Press, 2013.
2. Frankie Perry, James A. Rice. Healthcare Leadership Excellence: Creating A Career of Impact（ACHE Management Series）. Chicago: Health Administration Press, 2012.

推奨文献

・宮坂道夫．医療倫理学の方法　原則・ナラティヴ・手順　第3版．東京：医学書院，2016．
　医療現場での倫理的アプローチの方法論を解説．
・マーク・ロバーツ，ウィリアム・シャオ，ピーター・バーマンほか（中村安秀，丸井英二監訳）．実践ガイド 医療改革をどう実現すべきか．東京：日本経済新聞出版社，2010．
　医療政策決定過程における倫理的視点を紹介．原著はハーバード大学院で教科書として使用．
・赤林　朗編．入門・医療倫理Ⅰ　改訂版．東京：勁草書房，2017．
　入門を越えた医療倫理における教科書3部作の1つ．医療倫理的課題，基礎理論，公衆衛生倫理まで解説．
・勝原裕美子．組織で生きる：管理と倫理のはざまで．東京：医学書院，2016．
　看護管理者による組織運営と倫理の葛藤の研究をベースとした名著．

第 3 章

課題達成スキル

日々発生するトラブルを解決して
課題を達成したい

Case 11
院長から入院患者数が伸びない原因と対策を考えるように言われました

思考方法

> **ケース**
>
> あなたは，循環器内科副部長として，循環器領域では高い実績を持つ部長のもとで頑張ってきましたが，突然，部長が医局人事で准教授として大学に戻らなくてはならず，あなたが**循環器科の責任者**となりました。
>
> これまではカテーテル治療や病棟管理に明け暮れていた毎日で，管理職として何の心構えもない状況でした。そんな中，ある日，院長から呼ばれたのです。
>
> **院長**「この数年，循環器科の入院人数の伸びが悪い。前部長は診療ばかりで，経営に協力してくれなかった。何とか入院数を伸ばすためにもっと頑張ってほしい」
>
> **あなた**「お言葉ですが，前部長とは一緒に開業医の先生たちに挨拶して診療連携を頑張ってきました。これ以上，頑張れません」
>
> 院長は少しムっとした面持ちで，「患者数が伸びない原因をしっかり考えて，対策案を持ってきなさい」と強く指示しました。
>
> 少し，冷静になったものの，何から始めたらいいのでしょうか……。

思考方法の原則

- 医療者は非臨床系の問題に対して経験や感情など非論理的思考をしやすい
- 論理的に考える方法として帰納法と演繹法がある
- 診断過程においては「仮説演繹法」が用いられる
- システム1とシステム2の思考回路の使い分けを意識する

- 認知バイアスが起こりやすい状況を知る

医療者の思考方法のピットフォール

　医療者は，臨床診療での課題をそれぞれの専門性（医学，看護学，薬学，リハビリテーション学など）で考えるとき，データや所見などの事実を積み上げてアセスメントに至るような論理的思考がベースにあります。しかし我々が無意識に行っている論理的思考は，一般社会のすべての職種に共通しているものではありません。書店に行けば，たくさんのロジカル・シンキング「論理的思考」の関連書籍が，ベストセラーになるほど売れています。我々にとっては当たり前過ぎて，その背景にある原則について考えてもみません。

　論理的思考の例として診断アセスメントがあります。我々は主訴，病歴，既往歴，内服薬，アレルギー，生活習慣，ADL，バイタルサイン，身体所見，検査所見，画像所見などの臨床情報から診断アセスメントを考え，さらにガイドラインや診断基準などを用いて診断を決定します。時に追加で血液検査や画像検査を行って最終診断を決定します。医師，看護師，薬剤師，リハビリテーション技師，管理栄養士など医療職のほとんどが日常の臨床現場で，このような論理的思考を駆使しています。

　しかし，**職場で発生した問題，業務改善，プロジェクト**など非臨床的なことに対しては，**感情，直感や経験など場当たり的な思考になってしまう傾向がありませんか？**　論理的に考えれば常識的な対応ができるのに，直感的に考えてしまって，さらに問題をこじらせることがありませんか？　実際に解決に導く小さな問題を論理的に考えられないために，組織全体の問題に発展することも少なくありません。**まず，管理職1年目の皆さんは，マネジメントに関わる問題に対して論理的思考を活用するように心がけてください。**

仮説演繹法を知る

　診断アセスメントで使われている論理的思考は仮説演繹法と呼ばれます。まずは原則として，演繹法と帰納法を見ていきましょう。

▪ 演繹法とは？

ある現象や事象に対して，一般的常識やルールを適応して結論を導く方法です。

例1
事象：人間は動物です
常識：動物は必ず死ぬ
結論：人間は必ず死ぬ

例2
事象：この人は長谷川式認知症スコア10点です
常識：長谷川式で20点以下は認知症です
結論：この人は認知症です

演繹法の限界は，前提となる事象や，前提となる常識やルールが間違えていると結論も必ず間違えることがあります。例2では認知症ではなくて，高次機能障害の可能性もあります。

▪ 帰納法とは？

さまざまな現象，データを集めて，その共通項より結論を導く方法です。

例1
事象1：人間は死ぬ
事象2：サルは死ぬ
結論：動物は死ぬ

例2
事象1：咳と喀痰が出る
事象2：X線写真で肺野に浸潤影がある
結論：肺炎である

帰納法の限界は事象やデータを集めたとしても，それがすべてを含まない場合には結論を間違えます。例2では胸部水泡音や下肢浮腫，BNP高値の情報がなかったので，うっ血性心不全を肺炎と間違えて結論づけてしまいました。

▪ 仮説演繹法

臨床診断では，前述の演繹法と帰納法を組み合わせた仮説演繹法のプロセスが用いられています。
　外来での診療の流れを思い浮かべてください。そこでは主訴，病歴，既往歴を問

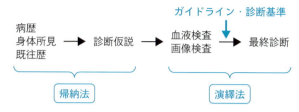

診,バイタルサインをチェック,全身の身体診察を行います。病歴から虫垂炎を疑う場合は,右下腹部の診察を入念に行います。そして,得られた情報から初期診断アセスメント,つまり診断仮説を立てます。多くの場合,診断仮説は一つではなく,最も疑わしい診断,2番目に疑わしい診断,疑わしくはないけれども見逃してしまうと重症化する診断など複数の仮説を立てます。この過程は,帰納法による思考プロセスになります。

次に診断仮説を証明するために,血液検査や画像検査を実施します。例えば,心筋梗塞やクモ膜下出血のような重篤な疾患を診断するために心電図や頭部CT検査を行います。検査結果と診断仮説を診断基準やガイドラインに照らし合わせて最終診断に至ります。診断仮説が完全に証明しきれない場合には,さらに追加の診察や検査を行います。この思考過程が,演繹法による思考プロセスになります。

ロジック・ツリー

ロジック・ツリーとは,問題の原因や解決索を導く方法の一つです。
- ステップ1:浮かんでくるアイデアを,因果関係やグループなどの切り口で分類する。
- ステップ2:グループをツリー状に並べて視覚化して整理する(グループ分けのポイントとしては,同じ概念レベルで分ける,答えが重複しないように分ける,すべての原因を漏らさないように分ける)。
- ステップ3:グループ分けした分類を,さらに別の切り口で分けてみて,上位から下位グループへ並べていく。
- ステップ4:これ以上ない最終結論まで進める。

冒頭のケースから入院患者のルートをグループ化すると，このようなロジック・ツリーが組み立てられました。これまで診療所訪問や勉強会などで行っていた診療連携は，中小規模病院の循環器科医師や循環器を専門とする開業医だけが対象でした。それ以外の開業医や救急隊，地域住民にとって，この循環器科のネームバリューは全くなかったようです。また病院内でも循環器以外の脳血管内科，糖尿病科や腎臓内科からの院内紹介は数少ない状況であることがわかりました。これは循環器科の前部長と各診療科の関係が悪いことが原因でした。患者を紹介すると「なぜもっと早く紹介しないんだ，もう手遅れだ」と怒ることが多く，陰で他の病院へ紹介していた他の診療科の先生もいたようです。

　皆さんは臨床以外の問題となると，論理的に考えることをすっかり忘れてしまい，経験や直感に基づいた判断になりがちです。スタッフの不満，転倒転落のインシデント，電子カルテシステムの不具合，検査の待ち時間が長い，などなど多くの問題に対して，うまく原因を導き出して解決できているでしょうか。どのような問題であったとしても，臨床で行っているような思考方法を同じように適応していくことが求められます。

ロジックツリー

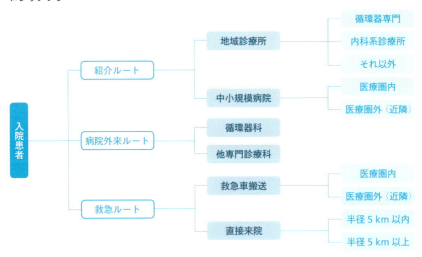

Dual Process Theory（二重過程理論）

　仮説演繹法とか偉そうな言葉を使って，臨床診断はもっとシンプルじゃないかと思う人はいませんか？　ベテラン医師ならば，帯状に広がるかさぶた（痂皮）を見たら「帯状疱疹」と一瞬で診断しますし，ベテラン看護師なら絶対に転倒する患者を一瞬で見抜きます。これらは論理的思考と対になる直感的思考と呼ばれるもので，この2つの思考回路を人間は無意識に使い分けているのです。

　行動経済学者でノーベル経済学賞を受賞したダニエル・カーネマンは，「人間の認知プロセスには2つの回路がある」というDual Process Theory（二重過程理論）を提唱しました。**直感的思考回路をシステム1，論理的思考回路をシステム2として，対比的に説明しています**[1]。

　臨床現場では，すべての職種において，システム1とシステム2の違いは思考や行動に影響します。実習学生や新人に対しては，システム2を意識させることが重要です。時間はかかりますが，エラーや見逃しなどのリスクが少なくなるので，こういった思考方法を根気よく教えることが大切です。プレゼンテーションやレポートでは論理的な文脈や内容が求められます。

　一方でベテランスタッフとなると，今までの経験からシステム1を効率的に使うように動きます。例えば，即時的な状況判断が求められる場面では，脊髄反射的に身体が動きませんか？　術中の大出血に対するベテラン外科医の動き，がん患者が突然泣き出したときの認定看護師の態度など，彼らは一瞬で目の前の事象に対してさまざまなアセスメントを浮かべ，それに対応することができます。また診断において

システム1（直感的思考）	システム2（分析的思考）
直感型の情報処理	熟慮型の情報処理
高速	低速
無意識的	意識的
並列的（マルチタスク）	逐次的（シングルタスク）
連想的	規則に支配される
努力を要さない	努力を要する

直感的思考と分析的思考
（金子　充．二重過程理論．マーケティングジャーナル 2013; 33: 163-75. より作成）

	システム1 （直感的思考）	システム2 （分析的思考）
思考	ヒューリスティクス（経験則や発見から短時間で導く思考方法）	論理的・網羅的診断推論
メリット	速い，効率的， 判断材料（情報・知識）は少量	論理的，科学的 思考過程が可視的（形式知的）
デメリット	バイアス発生リスクあり 思考過程が盲目的（暗黙知的）	遅い，非効率， 判断材料（情報・知識）が多量
頻用者	熟達者，ベテランスタッフ	研修医や初学者
診断方法	第6感，パターン認識 スナップ診断	ベイズ定理，アルゴリズム， チェックリスト，診断基準

診断過程での認知システム
（志水太郎ほか．直感的診断の可能性—DEM International Conferenceに参加して．週刊医学界新聞 第2965号．2012年2月13日をもとに作成）

も，聴診や視診で疾患特異的な所見を見つけた場合には，一瞬で診断することができます。五感からの知覚によって直感的に診断が浮かび上がるのです。

羽生善治さんは著書の中で「棋士は読み，直感，大局観を使いこなしながら対局に向かっている」「直感の7割は正しい」，また「論理的思考の蓄積が，思考スピードを速め，直感を導いてくれる」と説明しています[2]。羽生さんクラスの直感力を得るためには，我々の想像もつかないような努力や修行が必要でしょう。論理的思考と直感的思考の使い分けを意識して，30年40年と診療現場で働き続けていくことができれば，羽生さんレベルに近づけるはずです。継続は力なり，物事を考えながら進めていけば，いい医療者になれるに違いありません。

認知バイアスの罠に注意

我々は論理的思考と直感的思考を兼ね備えていますが，そのプロセスには脳の認知機能が大きく影響しています。どんなに理性的であったとしても，脳の認知バイアスを完全に消し去ることは難しいかもしれません。しかし，代表的なバイアスを知ることで，回避できる可能性もあるでしょう。ここでは3つのバイアスを紹介します。

▪ アンカリング・バイアス（いかり型バイアス Anchoring Bias）

　最初に考えた結論，よく知っている考えや情報にこだわってしまうバイアスです。選択や意思決定する際に，最初に考えた基準が，「重いいかり」のように，あなたの心に刺さって，本来正しい判断ができなくなってしまうことです。臨床診断を行う際に診断エラーとして生じてしまいます。

▪ 早期閉鎖バイアス（Premature Closure Bias）

　結論が付く前に間違った結論を確認して，本来考えるべきプロセスをやめてしまうバイアスです。スタッフが結論を決めつけてしまい，皆さんは「思考停止せずに，もう少し情報や意見を収集したり，考えたりしてもいいのでは」と思った経験はありませんか。後で間違っていて，「ほらね」と思ったことがありますよね。

▪ 可用性バイアス（Availability Bias）

　最近の記憶，新しい情報を想起して，結論を考えてしまうバイアスです。例えば，急性心筋梗塞を経験したばかりだと，普段は疑わないケースであったとしても，心筋梗塞が想起されて心電図を取ることがあります。朝寝坊により遅刻してきたスタッフを見てしまうと，どんなに真面目で頑張っていても，最近たるんでいるなと思ってしまいます。

　このように，我々は無意識に色々な認知バイアスに囲まれています。医療現場でバイアスが起きやすい状況として，引き継ぎのとき，過度に他人を信頼してしまうとき，第一印象に偏るとき，疲れているとき，寝たいとき，仕事がきついとき，患者をステレオタイプで見ているときがあります。これらの状況では特に気をつけなければなりません。また，上記のような認知バイアスの存在自体を知ることも大切です。それ以外にも，**振り返りの癖をつける，論理的に説明がつくのかを考える，ミスを指摘できる環境を作る，チェックリストやアルゴリズムなどの系統的なツールを使う**，などが挙げられます。

　最後に，本ケースで考えられる対策案を掲載します。

> 従来のプラン：専門勉強会開催（診療所・中小規模病院の循環器医を対象）
> 今後のプラン：
> 紹介患者の増加
> ・近隣の内科系開業医への訪問（営業活動）
> ・医療圏外でも近隣の中小規模病院への訪問（営業活動）
> ・地域医師会や病院で，基本的な循環器系診療知識に関する勉強会（診療連携会）開催
> ・逆紹介を積極的に行う
> 外来患者からの紹介
> ・循環器科以外の診療科とのパイプ作り
> ・頸部エコーや心エコーでのハイリスク患者の洗い出し／紹介フロー作成
> 救急患者の増加
> ・救急隊を個別訪問して，循環器科実績と受け入れをアピール（営業活動）
> ・循環器ホットラインを開設して，救急車受け入れの簡易化
> ・地域住民に対する出前講座の実施（年数回）

ケースその後

　作成したロジック・ツリーに沿って考えてみると，色々なプランが考えられました。あの時，院長には「診療連携している」と即答しましたが，ゆっくりと考えれば，専門医に対する勉強会だけで連携らしいことをやっていなかったのだと反省しました。この診療科の実力を持ってすれば，もっと多くの患者および地域に貢献できるはずです。診療技術の話だけでなくて，きちんと情報を伝えなければならないと考え，もう一度，院長と話してみようと心に誓いました。

文献

1. ダニエル・カーネマン（村井章子訳）．ファスト＆スロー（上）あなたの意思はどのように決まるか？東京：早川書房，2014：39-59．
2. 羽生善治．直感力（PHP新書）．東京：PHP研究所，2012．

推奨文献

- 安宅和人．イシューからはじめよ―知的生産の「シンプルな本質」．東京：英治出版，2010．
  物事や問題の考え方・分析方法について書かれているが，単なるノウハウ本ではなく，考えるベースにあるものを説明している．
- バーバラ・ミント（山崎康司訳）．新版 考える技術・書く技術―問題解決力を伸ばすピラミッド原則．東京：ダイヤモンド社，1999．
  わかりやすい文章を書くことを目標に，論理構造にこだわって思考方法まで解説している．

---

column

沖縄県立南部医療センターでのチーム医療

　前任地にいるときに，NSTを立ち上げたら是非メンバーになってくれと，黒島由美子さん（当時の栄養管理室長）から声を掛けられたのです．私はNSTがなかった時代に近森病院の資料などを読み込んだり，自分が担当していた患者に対して，黒島さんや若い管理栄養士さんと一緒にプチNSTと称して病棟回診していた経験を黒島さんが覚えていたからでした．

　SGAシートや栄養アセスメントの方法，NST依頼フローを作ることから始まりました．毎週回診を行って症例経験を積んでいくこともチームの成長としては大切なことです．非常に栄養状態が悪い患者に対して，NST介入を認めてくれる医師がほとんどでしたが，NST回診に対して指一本触れさせないとヒステリックに怒る医師もいて，ストレスフルな思いもありました．

　その中で忘れられないのは，重症急性膵炎で生死をさまよい，壊死組織除去術を何度も繰り返し，1年近くの治療とリハビリを経て退院された患者です．外科の先生方の診療は大変でしたが，そこにNSTとしても貢献できたことはチームの経験と自信につながりました．また電子カルテにNSTオーダーやテンプレートを組み込んで，完全ペーパーレスのシステムを構築できたことも他の病院よりも先行していた取り組みでした．NSTリーダーの仲間司先生は経験した症例でも何でも必ず学会発表につなげるようにと厳命され，チームとして年度末のJASPEN（日本静脈経腸栄養学会）で毎回発表を行っていました．仲間先生が意識的にしていたのかはわかりませんが，チームメンバーの関係性と役割分担，目標設定，実際の貢献度など，本当に素晴らしい「チームビルディング」であったと思います．

Case 12
投薬エラーの再発を防ぐには？
問題解決方法

> **ケース**
>
> 4月に**医療安全管理者**になったばかりのある日，抗けいれん薬の過量投与に関するインシデントレポートが届きました。脳外科で入院診療を行っている患者に10倍量の抗けいれん薬が2日間投与されていたことが判明。どうやら研修医が散剤をオーダーするときに有効成分量と総量を間違えてしまったようです。
>
> 　　正しい有効成分量：アレビアチン® 散10% 300 mg／日
> 　　誤表記としての総量：アレビアチン® 散10% 3,000 mg／日
>
> 電子カルテのオーダーでは通常，有効成分量を入力するのですが，研修医は薬剤の総量を誤って有効成分量の欄に入力したようです。しかし，そのオーダーは薬局での調剤から病棟での与薬までのプロセスにおいて，薬剤師と看護師にはスルーされてしまいました。医師のオーダー，薬剤師のチェック体制，看護師の与薬前確認など問題は非常に広い範囲で生じています。過量投与の問題をどのように解決していきますか……。

問題解決方法の原則
- 問題発生の現場からの情報を集めて，整理する
- 「仮説思考」「仮説演繹法」を用いて問題を考える
- 実現可能性と影響力から優先順位を考えて，問題解決を実行する
- PDCAサイクルを意識して，必ず効果判定を行う

問題解決の流れ

医療現場では理想やあるべき姿と現状とのギャップが浮き彫りになることがしばしばあります。インシデントレポート，合併症発生，他職種との軋轢やトラブル，患者からの苦情，患者数や収益の経営指標が目標に到達しない，などが明らかになります。そして，**管理職は悪い状況を改善させるために動かなくてはなりません**。こうした問題解決にはスタッフ時代のルーチンワークとは全く異なった動きが求められます。ルーチンの管理業務だったら，それほどのストレスは感じないでしょうが，問題解決はストレスの多い仕事です。しかし，やり遂げたときの達成感や充実感は他では味わえないものです。

問題解決の流れとしては，以下の5つのステップを行います。
1. 現状を把握して問題点を抽出する
2. 本質的な問題や課題を特定する
3. 問題に対する解決策を立案する
4. 解決策の実行と検証を行う（PDCAサイクルを回す）
5. 完全に問題解決ができるように取り組みを継続していく

すでに解説した「思考方法」のケースでは，問題の考え方について説明しました。本ケースでは，その考え方を活かして，現場でどのように実践していくのかを説明していきます。

情報を整理する

皆さんは現場で問題が発生した場合に何を行いますか？ 関係者からのヒアリング，電子カルテの閲覧，検査や画像の読影，経営指標や勤務表の確認，場合によっては監視カメラのチェックなど，さまざまな情報を入手します。そして，入手した情報を加工して，問題を時系列に並べ替えたり，人的要因・環境要因などに分類したりと，問題を単なる事象から意味のある事象に変えていきます。このような作業によって，一つの問題を生じるような因果関係や影響などの複数の要素を抽出していきます。

情報入手プロセスでは，できるだけ主観性やバイアスを持たずに情報を探してい

きます。臨床的に言えば，このプロセスは病歴聴取や身体診察に相当します。素直に話を聴きながら，頭の先から爪先に至るまで身体所見を取るのと同じことになります。ただし，問題の重大さや緊急性によっては，解決に至るスピードが異なります。ゆっくり丁寧に考える余裕がない時もあるでしょう。その時にはすべての情報を網羅的に入手するよりも，当たりを付けて情報を選択することが求められます。それは急変時や救急外来での仕事に似ています。どんなに急いでいる場面でも，「思考方法」で述べたシステム 2（分析的思考）を意識して，論理的に問題を説明できるような情報を入手するように心がけてください。

　情報加工のプロセスでは，問題や入手した情報を整理していきます。整理する過程で情報が足りないことに気が付くかもしれません。網羅的にチェックするためには，フレームワークやテンプレートを使用することも勧められます。例えば，医療安全で用いる SHELL 分析では Software（ソフトウェア），Hardware（ハードウェア），Environment（環境），Liveware（当事者），Liveware（当事者以外の関係者）に分類します。組織診断に用いる SWOT 分析では Strength（強み），Weakness（弱み），Opportunity（機会），Threat（脅威）があります（第 4 章「経営戦略」参照）。

真の問題点を特定する

　問題点を抽出した後には，本質的な問題，解決を優先するべき問題を特定していきます。「思考方法」で解説した帰納法や演繹法，仮説演繹法を用いてみましょう。最近，ビジネス本などで紹介される機会が多いのは仮説演繹法です。問題解決をメインに行っているビジネス・コンサルタントなどは「仮説思考」と称しています。こんな名称がついていると高尚な思考方法だと誤解してしまいますが，我々が臨床現場で日常的に用いている方法であり，誰でも使っているものです。

　問題点を考える際，知り得たさまざまな情報から確率の高い正解に当たりを付けて考えていきます。もちろん情報は多ければ多いほうがいいですし，精度が正解に近ければ近いほうがいいでしょう。しかし，正解を導くためにすべてを揃えるには時間と労力がかかりますし，無駄な情報も多くなります。実際，情報を集めるのに時間がかかりすぎて，問題を解決するモチベーションやタイミングを失ってしまうこともあります。ですから，すべての情報を揃えてから正解を導くのではなく，切りのよいところで仮説（＝アセスメント）を立てて，客観的指標や情報から仮説を証明するプロセ

スに入ります。仮説が証明できれば正解になりますし，証明できなければ，新しい仮説を考えます。このように「仮説思考」ではスピード感を重視しています。

　臨床でも，問診や診察直後に導かれる診断アセスメント（＝仮説）に対して，血液検査，画像検査，エコー検査を行って，そのアセスメントを証明して，真の診断を行います。救急室であれば数時間以内の診断が求められます。部門や部署で業務プロセスや人の問題が発生した場合には，少なくとも問題の特定まで数日から1週間以内には終わらせなくてはならないでしょう。それ以上時間をかけてしまうと問題が風化してしまいます。**そんなスケジュール感を意識するときに「仮説思考」「仮説演繹法」は非常にフィットする方法です。**

解決策の立案

　真の問題を明らかにしたら，根本的な解決策は「問題と理想の状態のギャップを埋める」ことになります。救急受け入れの問題であれば「救急車搬入台数を1日5件増やす」，検査稼働率の問題であれば「検査数を30％アップさせる」，病棟であれば「年休取得率を60％にする」といったように，具体的な数値目標を掲げます。

　病棟や部門で発生する問題に対しては，おそらく経験的に原因を認識していませんか？　まずは直感的でよいので原因を書き出してみましょう。一人で考えるのであれば書き出すことで思考を整理することができます。

　複数のスタッフで考える場合は，ホワイトボードでもいいですし，ポスト・イットに書き出してもいいでしょう。さまざまなアイデアを浮かべてみて，共通しているものをグループにして，そのグループにカテゴリー名を付けてみてください。この思考整理方法は川喜田二郎氏が考案したKJ法と呼ばれるもので，皆さんの中にも研修会で使った方もいるでしょう。ここまではブレイン・ストーミング，頭のウォーミングアップです。

　さて解決策を立案するには，初めから具体的な詳細な解決策を出す必要はありません。問題点を100％解決できるようなロジック・ツリーを組み立ててみましょう。冒頭のケースであれば，「薬剤の過量投与の原因」＝「処方プロセス」＋「調剤プロセス」＋「投与プロセス」の数式となり，それぞれのプロセスには「担当者」「ルール」「システム」が影響します。思いつきで解決策を考えるよりも，ロジック・ツリーによって展開した要因（ケースでは合計9つの要因）に対して解決策を考えるほうが，網羅的で

薬剤過量投与のロジック・リリーと解決策

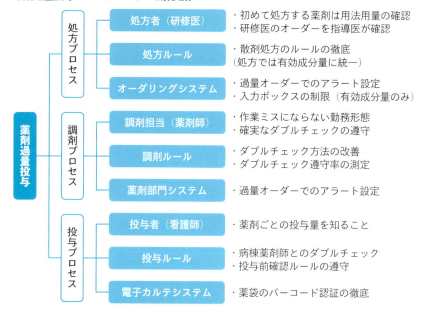

重複のない問題解決に至る確率が上がるでしょう。

最後のステップとして，考えついた解決策から優先順位を決めていきます。 ここでは，実現可能性と影響力（＝インパクト）を軸にして，それぞれの解決策を2つの要素で考えてみてください。次ページの表は皆さんが培った経験や知見から作成できるかもしれません。院内文化，組織力，個人能力，さまざまな制約条件，自分の状況などから判断できます。

結論としては，実現可能性が高く，影響力が高いものは，最も優先して行うべきことです。また実現可能性が低く，影響力も低いものは行わなくても構いません。実現可能性が高いが影響力が低いものについては，次の策にとっておいてもいいでしょう。実現可能性が低いが影響力の高いものについては，実現可能性を上げることのできる方法は他にないのか検討の余地があるかもしれません。

	具体的方法	実現可能性	影響度	実行の優先順位
研修医	初めて処方する薬剤は用法用量の確認 研修医のオーダーを指導医が確認	△	中	3番目
処方ルール	散剤処方のルールの徹底（処方では有効成分量に統一）	◎	大	1番目
オーダリングシステム 薬剤部門システム	過量オーダーでのアラート設定 入力ボックスの制限	◎	大	1番目
薬剤師	作業ミスにならない勤務形態 確実にダブルチェックの遵守	△	小	4番目
調剤ルール	ダブルチェック方法の改善 ダブルチェック遵守率の測定	○	中	2番目
看護師	薬剤ごとの投与量を知ること	×	小	実行しない
投与ルール	病棟薬剤師とのダブルチェック 投与前確認ルールの遵守	▽	小	5番目

実現可能性と影響力を軸にした解決策
実現可能性（確率）：◎＝100％，○＝75％，△＝50％，▽＝25％，×＝0％

PDCAサイクルを回す

　問題解決策を実行するステップに入りました。PDCAという言葉を聞いたことはありませんか？　Plan-Do-Check-Actionの頭文字を取ったものです。計画を立て，そして実行して，次に結果をチェック，最後に計画を修正するというサイクルを回していきます。最期のActionの修正を強調して，Adjustとする考えもあります。実行する際には，もちろん課題や解決策をチームで共有して，チームマネジメントを行って実行を遂行しなくてはなりません（第2章参照）。ここではPDCAに絞っていきます。

　PDCAサイクルで重視していることは，実行する解決策をやりっ放しにしない，必ず成果や業績を上げているかを確認して，よりよい解決策に進化させていくことです。皆さんがこれまで行ってきた業務改善などを振り返ってみて，その効果を確認してきましたか？　臨床を例に挙げると，このPDCAサイクルは基本中の基本であることがわかります。

　例えば，肺炎で入院した患者での臨床プロセスをPDCAサイクルを用いて考えてみましょう。膿性痰，咳嗽，39℃台の発熱で受診して，WBC 12,000/μL，CRP

肺炎診療における PDCA サイクル

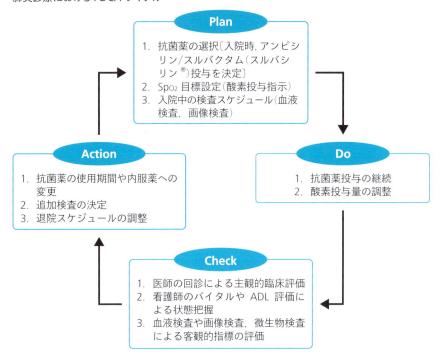

28.8 mg/dL，胸部 X 線写真で左下肺野に浸潤影を認めて細菌性肺炎の診断となりました。診療計画（Plan）を立て，治療を実行（Do）していきます。

　Check のところで抗菌薬感受性が悪い起因菌が検出されたら，抗菌薬を変更しますし，検査指標の改善が見られたら内服薬にスイッチして退院を促すでしょう（Action）。臨床現場においては，すべての職種が常に PDCA サイクルを回しながら診療を行っています。

　臨床における問題解決とは異なり，マネジメントに関する問題解決ではやりっ放しや初めの 1 サイクルの PDCA で終わってしまうことを経験します。実際に年単位で継続的に PDCA サイクルを回していく医療機関は素晴らしいです。臨床と同じような責任感を持ってマネジメントでも PDCA サイクルを回していくことが，管理職には求められるのです。

うまくいかないときに考えること

問題解決はそうそう簡単にできることではありません。初めから100％完璧に実行しようとせず，60％で合格ラインにしてもいいくらいです。うまくいかないときには下記のことを考えてみましょう。

・解決するべき問題点の設定が間違っている
・問題解決策がズレている
・解決策を実行するにあたり抵抗があり，人が動いてくれない
・まだ効果判定する時期ではない。効果判定の指標が間違っている
・自分だけの問題であると思っていて，組織的な問題とは思っていなかった
・自分の存在が問題解決のボトルネック（妨げとなる要素）になっている
・問題が解決していることに気が付いていない

ケースその後

まず，この事例の事実関係を明らかにするために関係者から情報収集を行いました。業務プロセスに沿ってヒアリングを行い，さらにSHELL分析に沿って漏れがないように情報を整理しました。過去にも同様の事例は生じていたので，この事例に特化した解決策ではなく，普遍性のある解決策を考えることにして，病棟看護師長，薬剤部主任，安全担当医師と過量投与防止プロジェクトを立ち上げました。

問題解決を因数分解して，実現可能性と影響力の高さを考えて，まずは電子カルテ・オーダリングシステムでの改善を行うことにしました。抗けいれん薬についてのアラート設定，散剤のオーダー入力方法は医療情報部によって簡単に設定変更できるようです。

それ以外については，薬剤部ではダブルチェックとして必ず2名で確認するようにしました。過量投与アラートについては，すべての薬剤についての見直しを行ってもらいました。

今回のインシデントを引き起こした研修医は非常に反省しており，研修医仲間が同じようなミスをしないように考えて，ヒアリングや分析には積極的

に参加していました。過度なネガティブ・フィードバックをすると，自分を責めたり，バーンアウトにつながったりするので，事例分析を一緒にする中で，医療安全の目的，医療行為での確認の必要性，個人のミスをシステムや組織がブロックする仕組みなどを教えました。

　病院全体としては，3カ月後に過量投与のインシデントレポート提出件数をチェックする方針として，3～6カ月ごとにPDCAサイクルをうまく回せるように頑張ります。

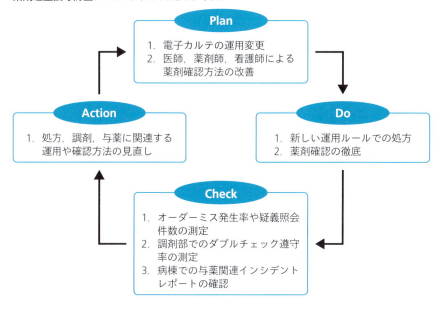

薬剤過量投与防止プロジェクトのPDCAサイクル

―――― **整理！　散剤の過量投与をしない** ――――

▶ **医師のオーダーミスを起こさない**
・電子カルテの抗けいれん薬の過量投与アラート（警報）
・電子カルテの散剤オーダー入力方法（有効成分量しか入力できない設定）
・研修医のオーダーを指導医が確認
▶ **薬剤部での確認漏れをしない**
・ダブルチェックの徹底
・調剤部門での交代制勤務（集中力や作業効率を維持する勤務形態）
▶ **看護師の与薬前確認を徹底する**
・病棟薬剤師とダブルチェック

推奨文献

・渡辺健介．世界一やさしい問題解決の授業．東京：ダイヤモンド社，2007．
　イラストが多く，120ページで平易に書かれている．子供向けに書かれているが，大人のための入門書としても十分な内容．

Case 13
仕事の割り振りに困っています
タイム・マネジメント

> **ケース**
>
> 　定年退職した師長の後任として**内科病棟の師長**に昇進した4月。病棟マネジメントを行いながらも，他のベテラン師長たちよりもベッドサイドでスタッフと一緒に仕事をしている私はイケてる看護師長だなと自画自賛。
> 　この甘い考えは2週目にして覆されました……。
> 　まず新人看護師が無断欠勤。電話連絡しても応答がありません。朝9時に寮を訪れると泣いている姿を発見。その頃，病棟では認知症の患者が行方不明になり，午後には6年目の看護師から妊娠して，つわりがキツイことを告げられます。看護副部長からは，「内科病棟での看護管理システム」についての資料提出を求められましたが，前師長からは引き継がれていません。
> 　金曜日の出勤前，洗面台の鏡に疲れ果てた顔を見て愕然としました。連日連夜，病棟業務のチェック，新人や異動者との面談，資料作りに追われています。師長になる前に思い描いていたイメージとは異なり，思っていた以上にトラブル対応や管理業務に追われる状況でした。
> 　これらの仕事をどう管理していくのか？　すべての仕事が中途半端にならないかと不安でいっぱいです……。

タイム・マネジメントの原則
- 仕掛り作業を減らす工夫を！
- 「重要度」と「緊急度」による優先順位づけを行う
- 「必要努力投入量」と「効果」による優先順位づけを行う
- To Doリストで業務の進捗を可視化する

- 完璧主義に陥らない
- 他部門からの依頼事項や割り込み仕事を優先しない

タイム・マネジメントの必要性

　管理職になって「想像以上に忙しい」「仕事が終わらない」「業務に追われている」と感じることはありませんか？　管理職になる前は，その日の仕事が終われば帰れました。しかし今は，各種委員会や会議の準備や業務，教育活動，部門内のマネジメント業務，個別面談，院外関係者（専門職や業者）との打ち合わせなど，従来の仕事以外にも守備範囲が広がったはずです。「やりたい業務ができなくなった」「昔に戻りたい」と思っても後の祭り。皆さんは，日々の業務やタスクをこなして，前に進まなければなりません。

　管理職を以下のようにイメージしていませんか？
・理想：計画に基づいて，リーダーシップを発揮して部下たちに指示を出し，全体を見渡して業務を調整するスマートな人
・現実：毎日新しい問題が降ってきて，場当たり的に実力を100％出せないまま，時には一人で，現場で奮闘する泥臭い人

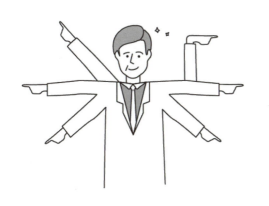
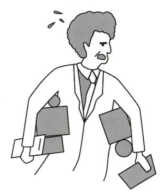

理想の管理職のイメージ通りの人なんて，医療の世界にはいません。我々，医療職にとってタイム・マネジメントは難しいことの一つです。医師は患者が病院に来て診療がスタートして，他の職種は医師からの指示がオーダーされて業務がスタートするように，基本的に医療は受け身の職場であり，現場にタイム・マネジメントという概念が定着しにくい構造かもしれません。

　医療における業務には異質性と同時性の二面があります。異質性とは，常に同じ医療サービスにはならないということです。例えば，放射線技師が造影CT検査を行うときに，患者の体格によって異なる造影・撮影条件を選択します。下手な技師では，造影のタイミングが合わずに質が低い画像になることがあります。看護師が採血を行うときにも，穿刺場所や回数も違いますし，検体が凝血することもあります。つまり，同じ条件，同じ選択になる業務はありません。

　医療者は患者の状態，自分や周囲のスタッフ，設備や機器などの状況を判断して，意思決定する必要があります。たとえ定型化された業務，例えばクリニカルパスが適応された入院患者であったとしても，全く同じ条件の患者，状況はないので，常に提供する医療行為や説明内容などを調整しなければなりません。

　同時性とは，サービスの生産活動と提供活動が同時に行われることです。例えば，自動車の修理工場やスーツの仕立屋は客が不在なときに生産活動を行えるので，次に客が受け取りに来るときには待ち時間は発生しません。

　医療は同時性が高いので，医療者側はその場で医療サービスを生産し，患者側は提供される医療サービスを待ちます。一人の患者に生産と提供を同時に行うには時間を要し，業務が時間に追われます。常に医療現場では複数の患者がいるので，長い待ち時間が発生してしまいます。

　このような異質性と同時性によって医療現場での業務は非常に複雑なものになります。さらに「予期しない業務」として，急変患者やクレーム対応が発生したとき，時間的余裕のない中で意思決定をしなければなりません。そんな時，我々にはスピードが求められますが，一方で丁寧さや慎重さとのバランスも求められます。

　どんな立場でも，限られた時間の中で早く業務を回すことができれば，新しいアイデアを考えたり，「予期しない業務」に対応する時間も確保できるはずです。管理職1年目として，「タイム・マネジメント」の基本的原則を勉強していきましょう。

仕掛り作業のデメリット

　仕掛り作業とは，生産現場の工程において完成に至っていない中途半端な作業状態のことです。例えば，工場内で仕掛り作業が多い原因として，生産ラインが故障して止まっている，材料の補充待ちで作業を中断しているなどが挙げられ，結果として未完成品が増える，もしくは完成までの時間がかかる状況です。**一つのプロセスが最初から最後まで滞りなくスムーズに完了する確率を直行率と呼びますが，「仕掛り作業が多い」は「直行率が低い」ことでもあります。**

　臨床現場では，何が仕掛り作業に当たるでしょうか？　例えば，病棟で看護師が，空き時間で電子カルテに入力するメモを持ち（①），患者のサイン待ちの書類を傍らに置き（②），医師からの指示オーダーを受けながら（③），点滴注射のバーコード認証を行っているときに（④），隣の患者がトイレに行きたいとナースコールを押したので，「ちょっと待っていてください」（⑤）という光景では5つの仕掛り作業を持っています。医師も翌日の予定注射オーダーを行いながらも，他の病棟に電話指示をして，モニター越しに別の患者の状態を把握します。放射線技師は次の患者のオーダー処理をしながらも，前の患者の画像処理をしています。このように医療現場では，無数の仕掛り作業を同時並行で行っています。

　仕掛り作業の蓄積が個人のキャパシティーを超えれば，そのオーダーに対して待ち時間が発生します。それぞれの作業の質も低下していきます。実際に，脳にあるワーキングメモリと呼ばれる作業記憶の能力は，以前は平均7±2個の作業を同時に行うことができると考えられていました[1]が，最近では4個しかないとも言われています[2]。つまり，人間の脳にはマルチタスクを同時並行で行うには限界があり，仕掛り作業が増加するにつれて，その作業精度や記憶は低下する，完了するまでの時間も増加すると考えられます。

　医療現場では複数の仕掛り作業が同時並行するため，必ず待ち時間と質低下が発生してしまいます。**管理職は業務全般についても仕掛り作業を必要以上に増やさないように，業務プロセスの改善，業務上のルール設定，担当業務の振り分けや業務分担，そしてタイム・マネジメントを考えなければなりません。**

80：20の法則によって，時間管理ができる

▪ パレートの法則

　タイム・マネジメントについて，よく紹介される考え方としてパレートの法則があります。イタリアの経済学者ヴィルフレド・パレートは，「イギリスの富の80％は，全体の20％の人々に所有されている」ということから，この法則を提唱しました。全体の2割が結果の8割を産み出している，というアンバランスな現象は，経済，経営分野，自然科学分野などで，よく引用されています。

　タイム・マネジメントを語るとき，このパレートの法則を適用すると，「仕事での結果の80％は，20％の時間でもたらされる」となります。20％の時間を有効に利用することで，仕事上の80％の結果が成し遂げられます。逆を言うと，80％の時間は，20％ほどの結果にしか関与しないとも言えます（ほとんどの時間は，重要でないことに費やされるということです）。

　それでは最前線にいる皆さんの医療現場では，どのようにタイム・マネジメントすればいいでしょうか。日頃から忙しい皆さんからは，「普段の業務には120％の時間をかけている」「毎日サービス残業している」といった声が聞こえてきそうです。ここで，パレートの法則を当てはめて，20％の結果しか出ない残り80％の時間をどのように使うかを第一に考えたいと思います。

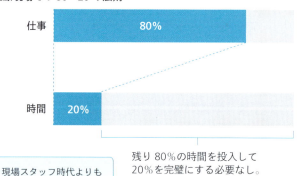

医療現場での80：20の法則

126　第3章　課題達成スキル

つまり,「予期しているルーチン業務」に時間を掛けてしまうと,「予期しない業務」が発生した場合に時間内に終わらず残業となったり,あるいは本来行うべき業務を持ち越します(多くの場合は書類作成や事務業務だったりして事務担当者や患者に迷惑を掛ける)。いつでも「予期しない業務」に対応できるような空き時間をキープすること,つまり「予期しているルーチン業務」をコントロールするタイム・マネジメントを行うことが大原則となります。

タイム・マネジメントの実用方法

▪ 重要度と緊急度による優先順位づけで,時間の使い方がうまくなる

　1日の業務を,重要度と緊急度を尺度にした2×2の4分割表の中で,どの象限にあるかを考えてみましょう。そうすると業務の意味合いを可視化して,優先順位をつけて仕事に取り掛かることができます。1日の仕事を図のように分けて考えると,自分の時間の集中度の割合がイメージしやすくなります。
　皆さんが理解しやすいように,現場医師の業務を例に考えてみましょう。病院内でスケジュールが決められている外来や手術,ミーティングやカンファレンスなどの業務は時間をコントロールできません。一方で,自分で時間をコントロールできる業務

医療管理職の仕事

・予期している業務
□朝夕の定例報告(部署内,院内)
□スタッフの出退勤管理
□病棟の入退院数や業務件数,1日のスケジュールなどの確認
□定期開催の委員会や会議
□待機的な書類作成(部門関連,伝票作成,お知らせ,プロジェクト資料など)
□院外活動(学会や研究会,行政や地域での集まりなど)

・予期しない業務
□予定外の病休や早退による勤務調整
□機器や設備の故障への対応
□患者トラブル,クレーム対応
□医療安全でのインシデント・アクシデント
□保健所や行政の監査
□臨時開催の委員会や会議からの招集

が必ずあります。患者回診，カルテ記載，診療情報提供などの書類作成，患者家族への病状説明などは，どの時間に行うのか，自分の中でどの時間が最大効率で行うことができるかを考えます。

　時間が空いたときに，いつでも業務に取り掛かれること，あるいは他の場所でも業務を行えるようにすることも，工夫すべき点となります。これらの時間を減らすことができると，より重要な業務や緊急度の高い業務へ時間を有効に使うことができるようになるでしょう。

　また重要であるが緊急でない業務については，あらかじめ時間を固定して，他の業務が入らないようにすることが重要です。ともすれば緊急の業務が入って，重要度の高かったものが後回しになることがあります。例えば朝の採血のデータを確認する時間をとらず，15時過ぎに検査値異常に気が付いたとか，漫然と夕方までに家族に病状説明すると決めていたら18時過ぎになってしまいキーパーソンが帰ってしまったとか，そんな経験をしたことがあるかもしれません。重要な業務の時間をあらかじめ決めておくことは，1日の予定を作る中で必要なことになります。

　一方，緊急の業務は，多くは「予期しない業務」であり，医師としての能力が求められます。もちろん，この象限に属する機会の多い科（循環器科，脳外科，産科，救急科など）や少ない科（リハビリ科，病理科，皮膚科など）が存在し，診療科や医師の

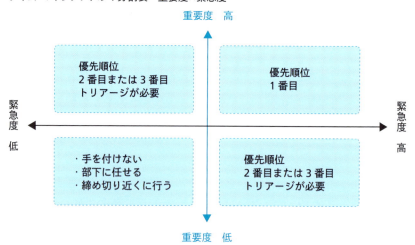

タイム・マネジメントの4分割表：重要度×緊急度

立場により，4分割表の意味や使い方は大きく異なります。

重要度をトリアージする能力も求められます。「予期しない業務」の機会が多い診療科の場合は，「緊急かつ重要な業務」に時間を集中できるように，ルーチン業務や重要でない業務を同僚同士でシェアするような工夫や，グループ診療体制やシフト勤務などの診療システムの変更を行って，効率的な時間管理をグループ全体で行うことができます。

このように，重要度と緊急度を考えて優先順位をつけることで，時間の使い方がうまくなります。作業する場所や時間を考慮すると，スムーズに直行率の高いプロセスとなります。

▪「必要努力投入量」と「効果」による優先順位づけで，時間の使い方がもっとうまくなる

緊急度と重要度以外に，「必要努力投入量（＝実行のしやすさ）」と「効果」の軸で，優先順位をつけることもできます。

皆さんは，慣れていなかったり，困難な仕事が続いてしまうときには，達成感がなかったり，モチベーションが下がることもあるでしょう．逆に，限られた時間で結果を

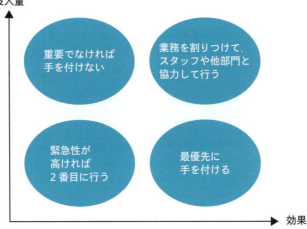

必要努力投入量と効果で優先順位づけを行うタイム・マネジメント

出せたこともあるでしょう。最も生産性が高いのは，低い努力投入で効果が大きいものです。電話やメール一本で解決すること，簡単にWebで検索すればわかることもあります。もしも，業務がこの象限に入っていたら，いち早く手をつけるべきです。

　一方で効果が大きい仕事ほど，必要努力投入量が大きくなる傾向があり，時間もかかるものです。実際には，組織にとって重要度が高いものであり，そこから逃げることはできません。その場合には，その仕事を分解して，小さいタスク単位にして必要努力投入量を考えてみましょう。その中で，複数のタスクを並行することで，仕事に達成感を持って行えるはずです。

▪ To Doリストで業務の進捗を可視化する

　業務終了時に翌日の予定，あるいは業務開始時に当日の予定を作成することは，有用なタイム・マネジメントの一つです。どの職種においてもその日のスケジュールや業務一覧があります。さらに個人の業務としてミーティングやカンファレンス，締め切りの書類などもあります。それらを元に個人の1日のTo Doリストが作成できるはずです。ワーキングメモリの話題が出ましたが，作業記憶の機能で見ると，たった4個程度しか記憶できないので**To Doリストとしてメモに残しておくことは，記憶を失わないためにも重要な取り組みです**。

　さらに管理職の皆さんは，週単位や月単位で行う院内プロジェクトや会議資料の作成もありますので，そのタスクや締め切りについてもリスト化しておくことが重要です。

　このTo Doリストの事項を，優先順位に沿ってつぶしていくことで，1日〜1週間の業務の進行具合を可視化，「見える化」することができます。達成した仕事をリストから削除することで，ささやかな達成感を得ることができます。行うべき仕事を早めに行うことで，時間の余裕が生まれて，「予期しない業務」に対応できるようになるでしょう。

　もちろん，すべてのTo Doリストの業務が，その日のうちに終わるわけではありません。残っている事項や優先順位の低かった事項は，次の日に繰り越しにして優先順位を上げることで，リストの継続性を持たせます。リストは，専用の手帳や携帯電話のアプリである必要はなく，白紙やメモ帳でも構いません。大事なことはリストを作ることで，体裁にこだわる必要はありません。

> To Do リスト（例）
> □感染対策委員会→病棟のカテーテル感染症発生率のデータ確認（第2優先事項）
> □来週火曜日欠勤予定Aさんの代理を探す（第1優先事項）
> □故障したモニターの伝票作成→臨床工学センター提出（第3優先事項）
>
> 14時　病棟のBさんと面談
> 16時　感染対策委員会
> 17時　病棟教育委員会
>
> □電子カルテ更新に対する病棟要望書（来週まで）
> □災害対策委員会への提出資料（来週まで）
> □病棟看護師の地方会発表のスライド確認（空いた時間にいつでも）

管理職が注意するべきタイム・マネジメント

完璧主義に陥らない

　管理職になった皆さんは，どちらかといえば完璧主義の人が多いでしょう。実際，スタッフ時代に業務に完璧性を求めるあまりに残業が多くありませんでしたか？　周囲のスタッフよりも帰宅時間が遅くありませんでしたか？　パレートの法則では，業務の80%は20%の時間にかかっていますが，業務を100%完璧にするには，実は残りの80%の時間の多くを割くことになるかもしれません。そうすると，**逆に緊急の仕事に対応できなくなる可能性もあり，完璧性の罠に陥らないことは重要**です。

他部門からの依頼事項や割り込み仕事を優先しない

　上司からの突然の依頼や，予定外の割り込み仕事が来た場合には，一旦，自分の業務リストの中での**重要性，緊急性を考え直してみましょう**。上司からの依頼となるとすべて緊急で重要と映るかもしれませんが，実際にはそうでないことが多いです。皆さんがスタッフに振り分ける業務と同じはずです。もしも，重要性が高い業

務であれば，ヒアリングや考える時間が必要になりますので，すぐに手は付けず，逆に数日間のスケジュールをかけて対応してください．

▪ 身の丈に合った業務量を設定する

　管理職になるとルーチンワーク以外に，自分で調査・計画することや，他部門と調整することが発生します．1日に詰め込まず，逆に作業を工程ごとに分けて，スケジュールを組んでみて，全体を見える化させることが大事です．これはプロジェクト・マネジメントの手法に通じるものになります．1日でできること，1週間でできること，1カ月でできることを考えてみましょう．これらの作業を行う時間を，日々のスケジュールのスキマに入れ込んで行けば，時間外の作業時間を増やすことなくできるはずです．

▪ 優雅なワークスタイル，心地よいワークスタイルを諦める

　医療現場の管理職1年目は現場作業とマネジメント作業を行ったり来たりするプレイングマネジャーです．きっちりとタイム・マネジメントができたとしても，我々が納得するレベルの医療を提供できるようにプレイヤーとしても現場を回してください．現場の忙しさを充実感と捉えるタイプの人は，業務を忙しく回しているだけで前に進まない，ただ足踏みしているだけの状態にならないように注意する必要があります．常に業務に追われ，自分が思い描いているレベルまでクオリティを上げられず，それでも先に進まなくてはなりません．決して優雅ではなく，泥臭い姿，それこそがミドルマネジャーの姿です．

>>> ケースその後

　実際に業務やプロジェクトを書き出すと，ルーチン業務や年間行事，病棟外業務などがありました．ルーチン業務の中でも時間が動かせないものと自由に時間を作れるものがあり，スタッフとの面談は時間枠を決めて話を聞くように調整しました．4月特有の業務についてはスタッフと役割分担を決めま

した。電子カルテプロジェクトは，じっくり考える必要があると思い，そのための時間を勤務後に取ることにしました。

　以下のように業務を紙に見える化すると，そこまで切羽詰まっておらず，実現可能性を実感でき，空き時間を作れるような余裕も感じました。書き出すことで仕事の全体像が見え，何とかやっていけそうです！

整理！　本ケースでの仕事の全体像を見える化

▶ **ルーチン業務**
・現場業務のサポート
・病棟の入退室管理
・スタッフの出退勤管理
・伝票管理
・スタッフの悩み相談（キャリア，業務，人間関係，能力）

▶ **4月特有の業務**
・新人看護師や異動看護師のケア
・4月特有の歓迎会や飲み会

▶ **病棟外業務**
・電子カルテプロジェクト「内科病棟での看護管理システム」
・新システムの構想策定→現状の問題整理→理想の業務フロー設定→予定システムとの比較→運用変更案とカスタマイズ提案の作成

文献

1. Miller, GA. The magical number seven, plus or minus two: Some limits on our capacity for processing information. Psychol Rev 1956; 63: 81-97.
2. Cowan N. The magical number 4 in short-term memory: a reconsideration of mental storage capacity. Behav Brain Sci 2001; 24: 87-114; discussion 114-85.

Case 14
多職種が集まる会議のリーダーを任されたとき
ファシリテーション

ケース

　放射線情報システム主任となって，電子カルテシステム更新のプロジェクトに参加することになりました。3年後の更新に向けて，システムの構想やデザイン，スペックを検討しなければなりません。さらに，画像系システム全体のプロジェクト会議のリーダーとなりました。

　まずは，画像系システムの青写真を描くために，自由に話してもらい，意見を集めなければなりません。その会議には内視鏡検査部門，エコー検査部門，そして文書スキャン担当者など，さまざまな部署・部門，多職種が集まって運営されます。かなり癖の強い医師，放射線部門と長きにわたって対立関係にある生理検査部門，システムについて全く知識を持たない事務局など不安要素はいっぱいです。どうすれば，うまく会議を進行できるでしょうか……。

ファシリテーションの原則
- 会議を行うときには意図的にファシリテーション技法を用いる
- 会議の裏にある役割・目的を知る
- 必ず会議でのアウトプットを出す（物事を決める，議事録を残すなど）
- 事前に会議シナリオを作って，時間管理，参加者のコントロールを！
- 会議の参加者から意見を出しやすくする環境，雰囲気を作る
- グループ・シンク，グループ・シフトに陥らない

ファシリテーションとは？

　NPO法人日本ファシリテーション協会によると，ファシリテーションは「人々の活動が容易にできるよう支援し，うまく事が運ぶよう舵取りすること。集団による問題解決，アイデア創造，教育，学習など，あらゆる知識創造活動を支援し促進していく働き」と定義されています。

　皆さんは，管理職として委員会やプロジェクト会議などを進行するファシリテーターになることも期待されています。限られた時間の中であったとしても，ポイントを掴むことで，効果的な場を作ることができます。

医療機関で行われる会議を因数分解する

　医療機関では，診療に関連する会議としてカンファレンスや勉強会，また業務に関連する会議として委員会，プロジェクト会議やワーキンググループなどが挙げられます。会議を「種類」「役割・目的」「参加者」から考えてみましょう。

■ 会議の種類

会議

　病院で会議と名がつくものとしては，最高幹部会議，経営会議，運営会議，○○調整会議などがあります。これらは病院の方針や運営に関連する会議体ですので，まだ皆さんには関係しないかもしれません。関連する会議としては医局会，師長会，主任会，○○部会議などの名称が使われることが多いでしょう。

委員会

　院内で行われる会議体としては多いもので，診療業務，医療安全，設備関係，人事，教育，倫理，研究，感染管理などあらゆる種類があります。皆さんはファシリテーター（進行役）としても，参加者としても参加するでしょう。病院にはこんなにたくさんの委員会があるのかと思いますよね。病院機能評価で求められるもの，医療法や診療報酬算定などで必須のものがあり，この10〜20年で激増しました。

プロジェクト会議

　別名ワーキンググループとも呼びます。委員会は永続的に行われるものですが，これらはプロジェクト期間限定で，例えば電子カルテ導入プロジェクト，医療安全の転倒転落防止プロジェクト，収益改善プロジェクトなどがあります。参加者も，プロジェクトに関係する人々に限定されます。

カンファレンス

　主に診療や教育に関連するものにカンファレンスの名が付くことが多いでしょう。医師や看護師であれば毎朝の病棟カンファレンス，臨床倫理カンファレンス，症例検討会や CPC（臨床病理検討会）などがあり，多職種によるチームカンファレンス，退院時共同カンファレンスもあります。

▪ 会議の役割・目的

意思決定

　病院としての方針決定や業務や機器購入，研究の承認を行う目的などがあります。参加者が決裁権を持っていて，これが最終の意思決定となったり，あるいは院長決裁の前段階であったりします。主には幹部会議や委員会が，この目的を有しています。

調整

　病院が検討している方針や運営，業務に対して，各部門の意見や業務を調整する目的があります。特に関連部門が参加する委員会レベルでは，細かい部門間の調整などを行います。委員会の場で行うことで，オープンに議論できる，議事録が残る，全参加者が問題を認識できるという効果があります。

報告

　病院で決定した方針や業務を伝達する目的があります。全部署の代表者が集まる会議，関係者が集まる委員会などが該当します。ここでは決定事項として報告がされるため，これらに対して意見や反論することはできません。管理側としては「伝えた」というアリバイ作りの場としても捉えています。

問題解決

医療機関内で発生している課題に対して，原因や解決策の検討など目的があります。院長や部門長から与えられたテーマについて，白紙の状態から話し合いがスタートすることもあるでしょう。ここでは自由なディスカッションやブレインストーミングを行うように進行しなくてはなりません。

会議の参加者

関係者のみ

プロジェクト会議や専門性の高い委員会では，参加者数が絞られます。数年間メンバーが固定されたり，NST（栄養サポートチーム）やICT（感染対策チーム）などの活動と連動したりすることがあります。ディスカッション，アイデア出し，問題解決や意思決定のすべてが求められることもあります。

全部署

報告や調整が求められる場では，全部署・部門の代表者が招集されます。双方向的な場よりも一方的な説明・報告の場になる傾向があります。

ファシリテーションのポイントとは？

1. ゴール・目標を決めて，アウトプットを行う

会議・委員会の目的に沿った「アウトプット」を，決定事項，結論，メッセージとして明らかにすることが大切です。会議の役割が十分に理解できれば，**合意形成，承認，報告，問題解決**などのゴールが見えてきます。それを参加者全員も認識できるようにファシリテーションを行わなければなりません。

- 「今日はこの問題点に対しての解決案を決めましょう」
- 「今日でこの議論は終了して，来月から実行に移します」

必ず議事録を作成して，そのアウトプット内容を記録に残してください。病院の業務や決まりごとの中に，全く無駄な作業や意味不明なルールがありませ

んか？ それらは過去の会議で決定したけれども，誰も経緯を覚えておらず，さらに議事録も残っていないかもしれません。議事録の作成については，あらかじめ作成者を決めて，会議の進行とともに議事録も並行して作成してもらうと時間節約になります。というもの会議終了後，記憶がなくならないように，できるだけ早く参加者に確認することで，正しい議事録が完成します。**議事録を残すことは，つまり会議をブラックボックス化しないこと**になりますので，必ず行ってください。

2. 事前に会議のシナリオを考える

　皆さんがファシリテーションを行うときに，何の方向性を持たずに進行してしまうと，そこは単なるおしゃべりの場になってしまいます。**会議のシナリオを書く意識を持ちましょう。**
1. 会議全体の役割と方向性
2. アウトプット，生産性と満足度
3. 時間管理
4. 議題に対する時間設定
5. ディスカッションのポイント
6. 参加者のコントロール

　上記の1, 2は前述した通りです。3の「時間管理」については，制限時間内に終えることがマストです。時間延長する会議は参加者に嫌われますし，会議室の次の予定にも影響が出ます。そのためにも，すべての議題を等しく扱うのではなく，報告だけ，流すもの，次月への持ち越し，議論するものなど時間の強弱を付けましょう（4）。また時間的制限や議論のポイントからディスカッションが足りなければ，会議外に時間設定をすることも検討しましょう（5）。

　会議に参加するメンバーに対して調整が必要な場合もあります（6）。いわゆる事前調整，根回しです。例えば，主張や声の大きい人に会議の趣旨やポイントを事前に話しておくと，ある程度コントロールできます。また問題の当事者が参加している場合には事前にヒアリングしておけばスムーズに進行できるでしょう。参加者同士が議論で炎上して非難し合う状況は避けるべきです。会議は部門や部署を代表する者の集まりであり，**公衆の面前でメンツやプライドを傷つけることは，その後の運**

営において必ず禍根を残すので，ファシリテーターは細心の注意を払ってください。

3. 参加者が前向きになれる工夫を！

　効果的なディスカッションを運営することがファシリテーターの役目であり，参加者が「主役」で，ファシリテーターは「脇役」であることを忘れてはいけません。話や意見が出しやすい雰囲気，積極的に参加できる空間作りを意識します。

意見やアイデアを出しやすい雰囲気を作る

　参加人数の設定は意外に重要です。参加者の数が増えると，意見を出しにくい状況がうまれますよね。10人以上となると厳しいかもしれません。もしも問題解決やディスカッションが中心であれば，10人以下に参加者の人数を絞りましょう。また場の雰囲気にも気を遣うことも大切です。**双方向的な会議を行いたいのであれば，やや狭めの場所で参加者同士の物理的距離を近くします。椅子だけの配置でもいいかもしれません。**またホワイトボードや模造紙などを用意して，参加者が会話しなければならないような仕掛けをデザインしてもいいでしょう。

意見の抽出方法を考える

　意見の抽出方法にはPush法とPull法の2つがあります。Push法は，ファシリテーターが参加者に発言させる方法で，発言の少ない人を意図的に当てる方法です。目的意識を持って当てる人を決めます。発言の内容がいいけれども主張しない人，年次が低いので発言を遠慮してしまう人などを選択して指すことができる点がメリットです。また何度も発言する人やトラブルメーカーを避けることもできます。

　一方，Pull法では全員に質問を投げかけて答えを待ちます。参加者がアイデアや意見を考える時間がありますが，答えができるまでガマンするのはファシリテーターとしてキツイかもしれません。また参加者が活発なときには，Pull法のほうがスムーズな議論になるでしょう。場の雰囲気や参加者の状況を見て，**適宜，Push法とPull法を切り替えることがファシリテーターの腕の見せ所となります。**

パワーポイントやレジュメを準備する

　会議の内容や目的によってはこれらの使用はプラスにもマイナスにも働きます。

意思決定や調整，報告の場において，情報提供という目的で使用するのであれば非常に有用です。また会議に遅れて参加しても，レジュメがあれば遅れを取り戻して参加することが可能です。会議をパワーポイントで進行すると，参加者が受身の姿勢になりがちです。問題解決や意思決定にディスカッションが必要な会議では，パワーポイントの使用を最低限にしたほうがいいでしょう。

またパワーポイントやレジュメを作成することは非常に労力のかかる作業となります。その労力と会議の生産性を天秤にかけて，どの程度準備するかを考えてください。全く生産性に寄与しない資料であったら，準備のための準備に陥りますので，資料作成をしない選択も許容されるでしょう。

会議のピットフォール

会議の際に発生するピットフォールとしてグループ・シフト（集団傾向）とグループ・シンク（集団浅慮）の2つが見られます[1]。**皆さんは，ファシリテーターとしても，参加者としても，このピットフォールに陥らないように注意してください。**

■ グループ・シンク（集団浅慮）

出席している偉い人の意見が最初に出てしまうと，明らかに間違っていることでも，反論できなかったり，流してしまっていませんか？ **リーダーや多数派の声によって，誰が見ても「正しい」判断や少数派の意見が抑えられてしまう現象が発生します**。他にも，ある意見が出た後に参加者が沈黙してしまうと，皆が同意していると感じませんか。時間が押しているときも，反論を言えずに，場の雰囲気で結論を急いでしまいます。集団になってしまうと考えが浅くなってしまう傾向があります。

■ グループ・シフト（集団傾向）

何かを意思決定するとき，自分の責任よりもみんなで決めるほうが，気が楽ではありませんか？ そんな場合，「言っちゃえー，言っちゃえー」とか「やばいな，やめとこう」とか，普段よりも大胆な決断になったり，場合によっては慎重になったりしませんか。**集団による意思決定は，個人の判断よりも極端な方向へシフトしやすい傾向が**

あります。参加者同士が仲良くなると意思決定が大胆になりやすいこと，個人の責任が分散され，希薄となりリスキーな選択を厭わないことが理由としてあります。特に同じような意見が多い場合に，極端なシフトになりやすいと言われています。

> **ケースその後**
>
> まずは会議の2週間前に，参加者全員に趣旨を説明して，次期システムにどんな構想を持っているのかをヒアリングしました。立ち話程度でしたが，彼らの立場や考えをまとめることができました。情報システムの理解が乏しい事務担当者に，議事録作成を依頼して，システムについても勉強してもらおうと考えました。
>
> 当日は現在運用しているシステムの概要と課題点を簡単にA4サイズ1枚の資料にまとめて，約50分の時間をフリーディスカッションに充てました。会議の初めに「今日は結論はつけずに，色々な意見を吐き出してもらいます。それぞれの意見を記録に残して，次回以降に関連のある領域ごとに詳細に話を進めていきます。ですので，いくらでも話を発散させて，ブレインストーミングしていきましょう」と話しました。
>
> 参加者へ順番に意見を出させ，残りの20分は自由に話してもらいました。どの参加者からも考えを聞きましたが，それほど極端な意見もなく，ある程度まともな議論が今後できそうな印象です。
>
> このやり方なら，放射線部内のスタッフ会議でも使えるという自信が少し持てました。

文献

1. スティーブン P. ロビンス（高木晴夫訳）．新版 組織行動のマネジメント 入門から実践へ．東京：ダイヤモンド社，2009：191-3．

推奨文献

- グロービス著，吉田素文執筆．ファシリテーションの教科書―組織を活性化させるコミュニケーションとリーダーシップ．東京：東洋経済新報社，2014．
  一冊丸ごとファシリテーション。会議やプロジェクトを数多く担当するだろう人は読んでおくといい。

Case 15
新しいマニュアル作成を引き受けたとき
ナレッジ・マネジメント

> **ケース**
>
> あなたは，これまで感染症診療の専門家が不在であった病院に赴任してきました。一人**感染症科医長**として，感染症コンサルテーションを各科から受け付け，ICN（感染管理看護師）と病院感染制御を行うことになりました。
>
> 赴任から1カ月もすると，この病院での感染症診療の状況が見えてきました。それぞれが我流の診療なので診断も治療も見当違いのことがあり，また広域抗菌薬の使用量が異常に多いことがわかりました。
>
> 「自分の職務は，この病院の感染症診療の基礎力を上げることだ！」と決意して，丁寧なコンサルテーションの回答や対話を行って，そこで感染症診療の原則を教えていこうと考えました。ICNは「うーん」と首をひねっていますが，あなたは「やるぞ！」と息巻いています。
>
> 果たして，この試みはうまくいくのでしょうか……。

ナレッジ・マネジメント原則

- 医療機関の核心は知識体系であり，ナレッジ・マネジメントを意識する
- 個人や組織の知識学習を進める際には，SECIモデルを意識する
- ナレッジ・マネジメントを意識したルールやマニュアルで，医療機関の基礎力アップ！
- 個人の頑張りで到達できないならナレッジ・マネジメントの視点で振り返る

ナレッジ・マネジメント

ナレッジとは「知識」のことです。一橋大学の野中郁次郎教授は「ナレッジ・マネジメント」の理論を提唱しました。この理論を掲載した "The Knowledge-Creating Company「知識創造企業」" は 1995 年度年全米出版協会の経営書部門における Best Book of the Year となるほどで，この理論は世界に名立たる経営理論となっています。

知識には 2 つの種類があり，言葉や文章で表現して誰もが可視化できる形式知と，個人の経験や技術，想いなどの見えない暗黙知に分かれています。

いつも皆さんはどうやって知識を得ていますか？　他人から教えてもらったり，教科書を読んだりしますよね。そして，実践経験を積んで使える知識に仕上がっていきます。そして一人が持つ知識を人から人へ伝播して，最終的にはすべてのメンバーが獲得することができます。このプロセスは学習者である「人」を中心とした考え方です。

一方で知識を中心とした考え方を紹介します。まず，自分が持っているけれども他人が知らない知識（個人の暗黙知）を言語化します。そうすることで，他人が可視化できる知識（個人の形式知）に置き換わります。さらにその知識を他人や組織と共有できるようなカタチに加工していくと活用できる知識（組織の形式知）となります。

組織のすべてのメンバーが学習して，普通に業務で使えるような知識（組織の暗黙知）に変化します。これらのプロセスでは，人から人への知識の移動ではなく，知識自体の性質を変化させることが求められます。現在，組織の中で知識がどの段階にあるのかを意識できれば，皆さんが計画的に知識を共有，活用できる仕組みを考えることができるのです。

医療におけるナレッジ・マネジメント

医療は専門職の知識を利用して患者へ医療サービスを提供する産業です。よって**知識体系の整備こそが，医療機関の核心に当たるものです。**しかし，皆さんはそんな実感はないでしょう。医学部，薬学部，看護学部や専門学校で 3～6 年間学び，専門職免許を取り，下積みを経て管理職になりました。

その過程で培った知識・技術・経験・プロフェッショナリズムは，暗黙知化されて皆さんの内面に蓄積されています。それが皆さんのプロとしての核心部分です。さて，

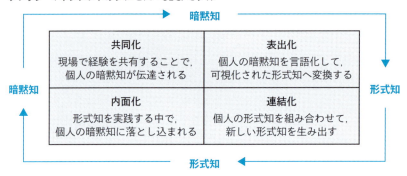

ナレッジ・マネジメントのプロセス：SECI モデル

皆さんが管理する組織としては，この核心部分をどのようにマネジメントするべきでしょうか。

野中教授が提唱した SECI モデル[1]に沿って具体的に見ていきましょう。

▪ 共同化（Socialization）

個人が何かしらの経験を経て，知識や技術などの暗黙知が創造されるプロセスです。皆さんは教育担当者や先輩と一緒に働いて知識や技術を感じ取れたことはありませんか。現場でコツや要領を教えてもらうときは，アタマというよりはカラダで覚えませんか。

例えば，ルート確保や採血などの技術系，血管造影検査の撮影準備，最も効率的な業務のやり方などでしょうか。自分の知らない知識，教科書に書かれていないこと，業務マニュアルに載っていないお作法かもしれません。**このプロセスでは指導者と学習者が一緒に体験することで，指導者が持つ暗黙知を学習者が共有することになります。**

▪ 表出化（Externalization）

個人の暗黙知が形式知に変換されるプロセスです。皆さんは知識や技術を伝える際に，言葉にしたり，絵に描いたりして教えることはありませんか？ 知識を言語化させて伝えるプロセスが表出化であり，対話や振り返りの場で個人の暗黙知が

形式知に変換されています。

　教える場では，わかりやすく文章化したり，ビジュアル化したりと工夫するでしょう。さらに質疑応答していく中で，理解が深まっていきます。**こうして伝えられる知識は，誰もが可視化して理解できる形式知となります。**

▪ 連結化（Combination）

　個人の形式知を組み合わせて，さらに新しい形式知を生み出すプロセスです。身近にある例として，病院機能評価を受審したときに，マニュアルやチェックリストを作成したことはありませんか？　かつて私はアリバイ目的のマニュアルを作ったことがあります。しかしナレッジ・マネジメントの考えを知って，マニュアル作成についての見方が180度変わりました。

　ナレッジ・マネジメントのプロセスとしてのマニュアルは「組織学習の起点としてのマニュアル」になります。つまり個人の形式知に，最近のエビデンスや他施設でのベストプラクティスなどを組み合わせることで，組織の形式知ができあがります。こうした形式知を実践していく中で，**徐々に組織全体的に浸透していき，いつの間にか当たり前に行われること，つまり組織の暗黙知に落とし込むのがナレッジ・マネジメントの最終目標になります。**だからこそ，すべてのスタッフが実践可能な知識になるようなマニュアル作りが必要なのです。アリバイ目的で作成したマニュアルでは実践不可能ですよね。

▪ 内面化（Internalization）

　ここでは**組織の形式知が，組織の暗黙知に変化するプロセスです。**皆さんはスタッフが新しい行動を実践していくと，いつしかそれが当たり前の行為に変化することを経験しませんか？　患者に触れる前の手指衛生，業務中のマスク着用，氏名を名乗ってもらう患者確認，抗菌薬を投与する前に血液培養の2セット採取，など部署や部門で**新しい行動が定着した**ことはありますよね。

　すべての職種で，初めは教科書やマニュアルに書かれていた形式知が，いつの間にか部署の個人達に浸透して内面化された暗黙知に変化していきます。医師の手術や処置，内視鏡検査などの技術体系でも，先駆者の技術が言語化され，教科書

や学会で勉強されて，そしてスタッフが研鑽を積み，その診療科では必然の技術となり，組織の暗黙知に変化するのです。こうしたプロセスによって**組織学習が完了して，最終的に組織のナレッジが蓄積していくのです**。

　医療現場では，さまざまな知識や技術を伝え学ぶことが求められます。これまで皆さんは指導者と学習者という側面だけで考えていませんでしたか？　一方でナレッジをベースに考えると，組織学習の全般が見えてくるので，個人の暗黙知から組織の暗黙知へ向かうプロセスを意識して戦略的に仕掛けることができます。**このナレッジ・マネジメントと，個々の場での教育をうまく組み合わせることで，よりよい組織学習を達成することができるでしょう**[2]。

医療現場でのナレッジ・マネジメントのピットフォール

　知識を伝えようとしてもうまくいかないことが多くありますよね。ここでは，冒頭に紹介した感染症科医師のケースを追って解説しましょう。

1. 個人の暗黙知を伝えようとして失敗する

　赴任当初に感染症診療のレベルの低さを実感しましたが，まず行ったことはコンサルテーションを受けた症例に対して，熱心に回答していくことでした。カルテに診断や治療計画をしっかりと記載して，さらに各医師に対面や電話で解説をしました。
　言わば教育の過程を重ねることで，個人の感染症診療スキルが上がるはずだという目論見で，半年頑張りましたが，見事にその目論見は外れてしまいました。全くスキルは向上しないばかりか，院内の多くの医師たちは感染症科にコンサルトすると長時間拘束されると誤解してしまったのです！
　ここでの失敗は，個人の暗黙知をそのまま伝えたことです。その背後にある一般的原則や方法論を共有せずに達人スキルだけを教えようとしました。**結局，言語化されていない暗黙知は，他者の理解の範囲を超えているものでした。**

2. 一般的原則を伝えようとして失敗する

　次に行ったのは「感染症診療の原則」と題した院内勉強会でした。全医師に告知

して，3回シリーズで診断・治療の原則，代表的な感染症（敗血症，肺炎，尿路感染症）を解説しました。感染症科医師の暗黙知を形式知化させて，マニュアルや教科書に掲載されている知識を伝えることにしたのです。

終了後のアンケートの結果も上々でしたが，残念ながら，その後の医師の診療行動には変化がありませんでした。ある医師は「原則は理解できたけれど，自分で実践できないよね。患者が発熱して，X線写真を見て肺炎と診断できても，抗菌薬は使い慣れている広域抗菌薬以外は怖くて投与できない」と話していました。つまり，この勉強会で伝えたのは，非専門医が一人で実践できるような形式知ではなかったのです。

3. 感染症診療マニュアルを作成して成功する

1年間，多くの医師とコミュニケーションを取って，コンサルテーションやレクチャーも頑張りました。関係する医師からの評判も悪くありません。院内の感染症診療のレベルを上げると意気込んでいましたが，「暖簾に腕押し，糠に釘」な感じで，レベルアップを彼らの学習に委ねるのを諦めました。

達成感もなく，ICNに愚痴を言う毎日でした。友人に相談すると，「そんなの頑張る必要ないでしょ。疾患別に使ってほしい抗菌薬と使用量を決めてしまって，それを胸ポケットに入るぐらいのマニュアルにして配布すればいいんだよ。1年も使えば，処方行動もそれに準じるように変化するよ。そうやって決まった型ができるようにしておけば，重症のときや耐性菌が疑わしいときに頭を使うようになるんじゃない」と言われました。

友人の発言内容は**自分の暗黙知を，原則論を通り越して，具体性を持った形式知に変換すること**を意味します。さらに，その形式知を多数組み合わせてマニュアルとして配布するという**表出化と連結化を同時に図るプロセス**になります。

失敗した方法と比較して，個人レベルで実践に移しやすい方法であると言えます。その実践を繰り返していけば，肺炎や尿路感染症など頻度が多い疾患については，マニュアルを見ることもなく抗菌薬を選択できるようになるでしょう。

4. 個人の実践を通して，暗黙知が血肉化する

　感染症科医師は，それでも何か悶々としていました。これは自分が望んだレベルアップではなく，頭も使わずマネしているだけではないか。きちんと考えるようになって欲しいのに。

　彼はなんて生真面目な医師でしょう。実際には，初めはマネから得た暗黙知であったとしても，最終的には個人の暗黙知へ血肉化しているプロセスが生じていきます。もちろん医師の多くは知識労働者ですから，感染症診療の原則を理解できないわけではありません。実践の場を通じて形式知が内面化されるでしょう。さらにコンサルテーションを通して感染症科医師との共通経験を積むことで，新しい暗黙知を手に入れる内面化が生じるチャンスがあります。

　同じような現象が，看護師でも医療職でもさまざまな場所で生じているはずです。**個人・組織学習がうまくいかないときには，ナレッジ・マネジメントの視点で考えてみると，ピットフォールが見つかるはずです。**

知識体系の整備：実践したこと
- 丁寧なコンサルテーション
- 院内勉強会「感染症診療の原則シリーズ」，その他にもレクチャー多数
- 感染症診療簡易マニュアル作成
- 疾患別抗菌薬・使用量設定
- 手指衛生遵守ルール
- 抗菌薬適正使用ルール
- 病棟感染管理マニュアル作成

> **ケースその後**

　病院赴任後から色々ありましたが,何とか1年目を乗り切りました。

　マニュアルやルールがない状況から,ICNと一緒に作ってきました。マニュアルに関しては,実践的に使えるものを意識して,電子カルテから直接閲覧できるようなシステムにしました。3月中旬になって,全医師の1/3が大学医局から派遣される医師と入れ替わることを知りました。

　どうやら,個人のレベルアップを図ったとしても,1年ごとにリセットされてしまうのが現実で,ある程度設定した抗菌薬使用ルールを推進していくことが,結果的に感染症診療の基礎力を上げることにつながりそうです。医師からの評判も上々で,感染症診療に協力的なスタッフが多くなった感じがします。

文献

1. 野中郁次郎,竹内弘高,梅本勝博.知識創造企業.東京:東洋経済新報社,1996.
   ナレッジ・マネジメントを解説した経営学の古典的名著。内容は難解であるが,インターネットでも多く解説されている。
2. 小西竜太.組織内リーダーシップと省察的実践.日プライマリケア連会誌 2014; 37: 54-7.

column

関東労災病院に着任

　沖縄県立南部医療センターにいた頃，病院経営を学びたいと思って，当時，簿記検定や診療報酬請求事務能力認定試験などを受験したり，ビジネス本を読んだりしていました。しかし，それ以上の学習機会や実践する環境はありませんでした。

　そんな時，友人の三原華子先生から関東労災病院で医療マネジメントフェローという職種での募集を紹介されてお会いしたのが，清谷哲朗先生（当時特任副院長）でした。そこで，これまで知らなかった病院経営や医療制度を勉強できるチャンスを感じ，**関東労災病院では 50：50 の時間配分で，内科救急外来の臨床業務と病院管理の事務作業を行えば，最低限の嘱託の給与がもらえるということで赴任**することになりました。

　沖縄から都会に出てきて，最も衝撃を受けたことは，医療者や患者の医療観が全く異なることでした。医療資源が豊富な場所での医療の在り方にカルチャーショックを受けてしまい，それに慣れるまでしばらく時間がかかりました。病院経営に関しても，これまでヒラの職位では見聞きしたこともない経営情報を目にして，病院幹部の経営方針決定の瞬間にも立ち会う経験ができました。

　一方で，その意思決定を最前線の職員まで浸透させる難しさもあり，一筋縄ではいかないことを知りました。はじめの半年はマネジメントフェローという立場は理解されにくく，大学医局と関係ない若手医師が何をしているんだという警戒されているような雰囲気さえあり，東京での新しい学びを夢見ていたところで，初めのうちは先に進まないストレスを強く感じました。

　しかし，徐々に救急現場で各診療科と協働していく中で，認知度や信頼度を得て，プロジェクトに参加する範囲が増え，意見を聞いてもらえる環境になっていきました。**その時に経験の少ない若い医師が病院管理を行うには，診療現場での態度や臨床力が大きな支えになると実感して，臨床業務を行う際には診療も臨床教育も 120％全開で行いました。**

第 4 章

病院経営スキル

病院全体を俯瞰できる力を
身に付けたい

Case 16
地域包括ケアシステムを意識した病院システムを考えるとき

今後の医療制度

> **ケース**
>
> あなたは院長より**救急総合診療科部長**の辞令を受け取ったとき，こう言われました。「今後の医療環境が複雑に変化する中で，地域包括ケアシステムを念頭に入れて，当院に合った救急医療システムを作ってください。今回の診療報酬改定で医療・看護必要度のC項目に救急搬送の項目が追加され，25％基準をクリアさせるためにも，入院につながる救急搬送症例を増やしてください。今度，その計画について話しましょう」。
>
> 「はい，頑張ります」と言ってはみたものの，心の中では，「地域包括ケアシステム？」「医療・看護必要度？」「C項目？」「25％基準？」と初めて聞く単語だらけで，院長が発するメッセージが全く理解できません。
>
> これまで救急診療の論文作成やACLS（二次救命処置）普及活動を行い，医療制度については全く知識がなく管理職になりました。正直，臨床の腕があれば大丈夫と思っていましたが，管理職はそう簡単にはいかないようです……。

今後の医療制度の原則

- 管理職は今後の医療の方向性，医療制度や診療報酬を理解する
- 診療報酬などの経済的インセンティブにより，医療機関のサービスが変化する
- 少子高齢化・人口減少が，医療に与える影響や変化は大きい
- 地域包括ケアシステムにおける「自助」「互助」「共助」「公助」の違いを理解する
- 診療報酬制度や地域医療構想によって，病床機能分化と集約が進んでいく

- 「医療版働き方改革」によって，現場の仕事の中身も変化していく

社会を背負う医療

　「医療は医学の社会的適応」。これはかつて日本医師会を率いた武見太郎氏の言葉です。

　我々はどんな職種であれ，医学や看護学，薬学，臨床検査学などの学問を修め，国家試験で資格を取得してきました。医療者は外来，病棟，検査室や手術室などの臨床現場で，その知識と技術を患者に適応しています。そして，提供した医療サービスの対価として，医療費や診療報酬を頂いています。これは決してボランティアではなく，国が定めた料金体系で医療を提供しています。医療費の原資は，1～3割の自己負担金だけでなく，健康な人も含めて国民が納める保険料と税金から支払われています。つまりは一つの医療行為であったとしても，その背後にはすべての国民の負担があり，社会そのものを背負っているのです。

　医療の変遷を見ていくと，常に経済学的な原則が根底に流れています。「**診療報酬などの経済的なインセンティブによって，医療機関のサービスが変化する**」。

　倫理的，道徳的な使命感が強い医療者の方々には到底受け入れられない考えかもしれません。しかしながら，医療の供給と患者の需要が一致して，初めて医療サービスの交換が発生します。患者は1～3割の自己負担金を支払い，保険者は残り7～9割を支払って，医療サービスを購入する形になります。医療者は現物給付という形で患者へ医療サービスを提供します。この際にプロフェッショナリズムや倫理的価値観，EBMなど色々な角度から検討して，最善の医療を提供していくはずです。

　我々，医療者はボランティアではなく，事業体として医療を経営しています。職員の給与を払い，建物や設備を更新し，薬剤や診療資材を購入するなど，さまざまな費用が発生します。そして，医療機関が存続するように経営状態を維持しなくてはなりません。よって，診療行為に対して，常に経済的な収益，費用を考えることは必要です。日本では，2年ごとに診療報酬改定があり，その内容によって収益を最大化する方向へ医療サービスは変化します。

　皆さんが最前線のスタッフのときには質の高い診療，患者への安心・安全を心がけてきたはずです。もちろん，この点については最善を目指す姿勢に変わりはあり

ませんが，管理職になると，今まで以上に部署や部門の収益や費用について考える立場にあります。収益や費用といった金額よりも，病床稼働率や検査件数，調剤数など収益に関連する指標をモニタリングしながら，目標を立て，教育して，人を動かします。これこそが管理職の仕事です。

少子高齢化社会のインパクト

　厚生労働省は，2025年を一つの目処として，少子高齢化社会における医療の在り方を大きく変換しようとしています。皆さんの医療現場で診療する患者層の平均年齢が明らかに増加していませんか？　昔よりも高齢の患者に手術や化学療法をしていませんか？

　受診する患者に独居や老老介護の老人が増えています。すでに病院だけで完結する医療ではなく，退院した後の療養や生活を視野に入れて，入院医療を考える状況になってきています。また現場では，認知症や老衰の高齢者における「人生の最終段階」での生き方，蘇生行為や延命治療，DNAR（Do Not Attempt Resuscitation）で悩むケースも多くあります。近年，日本呼吸器学会，日本透析学会，日本救急医学会などでは肺炎，透析，心肺停止において延命治療を行わない選択肢をガイドラインに明記するようになり，また「アドバンス・ケア・プランニング」という概念も話題にのぼるようになりました。

　2018年に診療報酬改定と介護報酬が同時改定されました。超高齢化社会では，医療だけではなく介護，福祉を含めた総力戦で地域の健康を守っていく状況です。例えば脳梗塞患者が発症する1カ月前に，約5割が介護保険によるサービスを受けて，退院後半年では約7割が利用すると言われています。高齢者医療においては，医療と介護を橋渡しして連携する役割ではなく，医療と介護の流れを堰き止めているリスクが，特に急性期医療を長年行ってきた医療者にあります。なぜなら，病気の治癒ばかりにとらわれて，人々の希望やQOL，生活そのものに目が向かないことが多く見られます。どんな医療機関であっても，入院時から退院後の生活支援を意識した医療提供を考えなければなりません。また入院医療以外でも医療機関には，多くの高齢者が集まっています。外来での検査や指導，病院設備やアメニティ，あるいは来院の際の交通手段まで，高齢者に配慮した運用が求められています。

　もう一つの大きな懸念は，今後，人口減少地域が発生することです。**今後の人口**

動態では，多くの地域で 2025 年から 2040 年をピークに人口減少が予想され，すでに地方の小都市では人口減少が始まっています。人口減少地域では，人口構成に高齢者が占める割合が非常に高いため，地域の産業や経済などの空洞化も懸念されています。そのような地域では，医療や介護の需要はさらに増していくため，医療・介護・福祉産業が地域を支える基幹産業になっていくでしょう。例えば，石川県七尾市に位置する「けいじゅヘルスケアシステム」は，地域を支える企業としても雇用先としても能登半島の最大規模となっています。

今後，人口減少で急性期医療が減少するといっても，医療全般的に見れば，まだまだ需要は大きいと考えられるので，産業を支える人材を確保していかなくてはなりません。人材の育成，雇用，働き方，配置については多方面から考えていく必要があります。皆さんは，まだ管理職 1 年目ですが，おそらく今後数十年は医療の世界で仕事をされる方々ですので，この問題から目を背けることはできません。

地域包括ケアシステム

地域包括ケアシステムとは，高齢者の尊厳の保持と自立生活の支援の目的のもとで，可能な限り住み慣れた地域で生活を継続することができるような包括的支援・サービス提供体制です。

厚生労働省が掲げるシステムの 5 つの構成要素は以下となります。**専門的なサービスとして**①「医療・看護」，②「介護・リハビリテーション」，③「保健・予防」。その前提として④「生活支援・福祉サービス」と⑤「住まい」が関係して，地域全体での生活を支えています。

これらは医療機関であったり，老人ホーム，ケアマネジャー，訪問看護ステーション，地域包括支援センター，町内会，高齢者クラブ，あるいは地域企業やコンビニエンスストアなどにあたり，都会，地方都市，僻地によってもサービス提供のあり方が異なります。よって，それぞれの地域の特性に合わせる必要があります。また高齢者の生活圏を意識しており，おおむね 30 分以内に必要なサービスが提供されるような日常生活圏域(具体的には中学校区)を単位として考えられています。厚生労働省としては 2025 年までには，全国の市町村レベルにおいて包括的支援・サービス提供体制の構築を目指しています。

このシステムを構築する上で大切な「助け合い」の概念を考えてみましょう。**4 つの**

地域包括ケアシステムの4つの助け合い

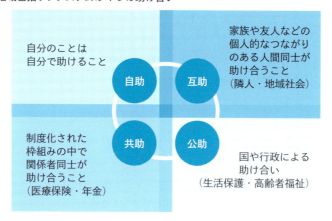

「助け合い」として,「自助→互助→共助→公助」があります。この概念をもとに,すべての医療や介護,福祉が成り立っていますので,是非,理解してください。

地域包括ケアシステムでは,まず自分でできることは自分で行う「自助」が基礎となります。「自助」を自発的に支えるために「互助」があります。電球の交換や荷物運びの手伝いなどで高齢者が家族や隣人の助けを必要とするのは「互助」に当たります。町内会や老人クラブなど互助的なグループが,地域内の暮らしや趣味などの生きがいに対して支え合う仕組みとなります。

「自助」や「互助」では支えられない状況では「共助」で支えることになります。「共助」の範疇では医療保険や年金といった制度の中で費用負担を共に行い助け合う仕組みです。これらは必要に応じて自分の権利として利用ができる手段となります。「公助」は,「自助」「互助」「共助」では助けられないような事案に対して援助する仕組みであり,生活保護や高齢者福祉などのセーフティネットが挙げられます。

こうした概念によって,地域包括ケアシステムは成り立っています。

病床機能分化と集約

病床機能は,高度急性期病床,急性期病床,回復期病床,療養型病床の4つに分けられます。本来,医療需要度から,高度急性期を頂点として裾野状の病床数分布を取るのが望ましいですが,現在は高度急性期・急性期病床が多く,回復期が少ない

「ワイングラス型」と呼ばれる分布になっています。

　2000年代まで医療の中心は急性期診療にあり，リハビリテーションや在宅復帰は重要だという認識はあったとしても二の次でした。厚生労働省は急性期病床を減らして，回復期病床を増やそうと診療報酬などで誘導しましたが失敗に終わりました。特に7：1看護配置の問題はご存知でしょう。経験のない看護師でも配置すれば上位加算が取得できるインセンティブと解釈され，全国で新人看護師争奪戦が繰り広げられました。一旦，その基準をクリアして，日常の医療重症度・看護必要度を満たせば，急性期の傷病患者でなくても急性期病床が利用できてしまう状況であり，実際に厚生労働省は，7：1加算の急性期病床であっても慢性期患者が少なからず入院しているというデータを出しています。

　2010年代になり，リハビリテーションや社会復帰，在宅診療の需要が増して，診療報酬体系が変化していく中で，ようやく医療機関に機能転換の動きが見えてきました。一つは医療重症度・看護必要度の基準が厳しくなり急性期の算定基準をクリアできなくなったこと，回復期病床やリハビリテーション，在宅診療の診療報酬を増やしたことが挙げられます。また以前よりも病院間での診療連携の取り組みが進んでいることもあります。このような経済的なインセンティブの変化が，医療サービスの変化につながっています。

　もう一つの問題は，人口に比した病床数が地域によってバラバラで過剰・過小地域が出てきたり，病床機能の割合も地域によっては適正でない点です。特に病床数に関しては西高東低型の傾向があり，理由は諸説あります。歴史的に西日本に医学部が多く，それに比例して医師数が増えて医療機関数・病床数も多くなった，医療機関が老人ホームや老健施設の役割を果たしてきた，などと言われています。

　2016年から始まった地域医療構想は，地域ごとに病床機能を見直して，適正な病床配置を病院ごとに調整していくという取り組みです。もちろん民間病院や自治体病院など経営方針や運営状況も異なりますので，簡単には調整できるものではありません。行政側は，その機能転換に必要な補助金などで医療機関を支援して，この取り組みを推進しています。

　このように，**2年ごとの診療報酬改定**と，**この地域医療構想**によって，**2025年までに病床機能を整備する方針**です。ですが医療の問題が2025年で終わることはありません。その後は人口減少フェーズを視野に入れた**2040年問題**とも言われる，**医療機関や地域コミュニティーのさらなる集約（縮小や合併）**へと続きます。皆

さんは，いずれの医療機関であれ，この変化の真っ只中で管理職としてのキャリアを担っていくのです。

医療従事者の将来：AI の出現

　最近，AI が将来的に人間の仕事を奪っていくというニュースを耳にします。医療現場でもあり得る話かもしれませんが，多くの職種が患者に相対するものですので，可能性としては低いでしょう。ですが ICT などの新しいテクノロジーや，AI やデータヘルスなどの新しい診療技術の登場で，新しい職種や医療サービスを生み出すとともに，医療も大きく変化するでしょう。このような新技術の裏で，置換される診療行為や医療者も存在します。

▪ 医療者の働き方改革

　政府では「一億総活躍社会の実現」を旗印に「働き方改革」をすべての労働者で進めています。具体的には，労働時間の上限設定と非正規雇用の待遇改善，高齢者や女性への労働支援などを挙げています。**医療は職務内容に特殊性があるため，他の産業より 5 年後に「医療版働き方改革」がスタートする予定**です。

　「医療版働き方改革」では，まず第一に医師の労働時間の上限設定が考えられます。医師の業務が制限されたら，全体の医療提供量が減少するのは目に見えています。それを回避するための方策の一つとして，医師が行う診療業務を他の職種にシフト（タスク・シフティング），あるいは他の職種とシェア（タスク・シェア）することで，医師が行うべき業務に集中させて医師の生産性を向上させることが考えられています。もちろん，タスクをシフトされた側の職種も，さらに生産性を上げるために他の職種にもシフトさせていきます。

　具体的には，ICU 医師からドレーン抜去や人工呼吸器ウィーニングのタスクを ICU 看護師にシフトする，さらに看護師は日常生活介助や与薬行為を看護助手にシフトするといったものでしょう。各職種が専門性の高い業務に集中して全体の生産性を上げることができれば，投入する労働量が減少したとしても，全体のサービス供給量が上がります。各職種は，より高い専門性と生産性が求められていくのです。

　他にも，AI や情報通信技術（ICT）を用いて，人手が介する業務を支援させるよう

な取り組みも出てくるでしょう。電子カルテは当然として，バイタルサインや臨床徴候などの測定とモニタリング，薬剤管理や診療材料管理，診療支援（感染管理やリスク評価）といった領域で，業務を効率化させ，安全性を向上させるようなテクノロジーが導入されるでしょう。これらの開発・導入は，我々が電子カルテやバーコード利用を待ち焦がれた時代と比べると，かなりのスピードで進むはずです。

　管理職として，さらに留意しなければならない点は，介護や育児を行うスタッフ，シングルマザー・シングルファーザーのスタッフなど，これまで以上に多様な家族モデルがあり，多様な働き方があることです。管理職は，スタッフのワーク・ライフ・バランスが望ましいものになるように，勤務時間や勤務形態に配慮しなければなりません。専門性の高さと生産性が要求される環境では，育成したスタッフに辞められては困ります。だからこそ，キャリアが続けられるような勤務モデルを職場や医療機関で作り出していくことが必要です。我々はその実行部隊として，勤務がスムーズにできるような調整を続けていかなくてはなりません。勤務表の作成がこれまで以上に複雑になりそうですね。でも大丈夫。AIが代わりに作成してくれるでしょう。

ケースその後

　病院医局に戻って，大学時代の先輩である呼吸器内科部長に相談しました。彼女は，病院の中でも診療だけでなく，地域連携においても精力的に頑張っています。「私が呼吸器関連で地域連携の会を行うときには，病院の代表者だと思っている。自分の職位の一つ上の視点で業務するように考えるといい。そうすると院長・副院長の視点になるから，医療制度や診療報酬について知っておく必要がある」とアドバイスされました。

　管理職となり，現場から少し離れて部署や部門全体を見る場所になりました。さらに次の職位は病院全体を見る場所だと感じています。病院を動かしている大きな影響力は医療制度であり，特に診療報酬改定のタイミングで病院機能や方向性が大きく変化していきます。「今後どのように医療制度が変化して，地域包括ケアシステムが作られていくのか」を理解することは，どんな医療機関にいたとしても直接的に関わってくる問題です。まずは自分に関係する領域だけでも，勉強していきたいと強く思いました。

:::推奨文献
- 地域包括ケア研究会報告書（三菱 UFJ リサーチ＆コンサルティング）．地域包括ケアシステム構築における今後の検討のための論点（平成 25 年 3 月）．《http://www.murc.jp/thinktank/rc/public_report/public_report_detail/koukai_130423》．
  地域包括ケアシステムについて説明している．
- 池上直己．日本の医療と介護 歴史と構造，そして改革の方向性．東京：日本経済新聞出版社，2017．
  医療・介護制度全般についての歴史的流れと今後の変化について説明している．
- 島崎謙治．医療政策を問いなおす：国民皆保険の将来（ちくま新書）．東京：筑摩書房，2015．
  将来の医療政策や地域包括ケアについて説明された一般書．
:::

:::column
東京に衝撃！

　沖縄では病院経営を勉強したくても，そんな機会や勉強会はありませんでした．東京に出てきてから時間が立たずに，東京大学医学部附属病院で病院経営人材育成講座がスタートすると紹介を受け，さらに Web 上にも有志の勉強会で参加者を募集していたり，いきなり学習の機会が広がりました．そこで知り合った参加者や関係者は当時も現在も活躍されている方々であり，非常にレベルの高い集まりでした．また，いくつもの病院管理学系の学会や研究会が東京近隣で行われており，地方と東京の文化的格差を目の当たりにしました．どんな職種であっても，特にニッチな領域では機会を得るために東京に来るのは至極当たり前なのだと改めて感じたことを覚えています．

　スポットの学習は知識は広がるけれども，テクニカルな経営手法や医療制度の各論が主となり，全体的な知識や考え方を系統的に得るまでには至りませんでした．そんな状況から留学して米国で病院経営を学ぶ意欲がわいてきました．沖縄時代の上司であった徳田安春先生に相談したところ，ハーバード大学公衆衛生大学院同窓生の小野崎耕平さんを紹介いただきました．小野崎さんはヘルスケアマネジメントに精通しており話を伺いに行ったところ，さらに 3 名の留学経験者が加わり，4 大学のプチ説明会兼親睦会となりました．複数の病院経営の留学経験者に会うこともできたこと，ここでも東京の凄さを知りました．

　米国で病院経営をされていた方の本に感銘を受けて，手紙を書いたら丁寧にアドバイスを頂戴したこともあります．このように**一歩前に進んでみることが，次のキャリアにつながりました．「望みあらば道あり」**とは正に真であると思います．
:::

Case 17
病院未来プロジェクトの参加が決まり経営の方向性や戦略を考えるとき

経営戦略

> **ケース**
>
> あなたはリハビリテーション部の一員として，若手管理職がメンバー入りした病院未来プロジェクトへの参加を病院長より任命されました。今後10年先の病院の方向性，経営戦略を考えるという目的があり，現場感覚を持ったメンバーが選抜されました。昨年までは急性期脳卒中や整形外科領域の理学療法を担当し，時には退院予定患者の自宅を訪問してリハビリプランを立案する取り組みを主導していました。
>
> 知っているのはリハビリ部門からみた病院の現状です。診療科医師，病棟看護師，ソーシャルワーカーには意見を提示することはできますが，正直，リハビリ以外の病院機能や，経営が黒字なのか赤字なのかについても知りません。
>
> 第1回目のプロジェクトに向けて，「病院のミッションを見直す」という準備資料が配布されました。「医の心をもって，地域に最高の医療を提供する」。これは病院機能評価で暗唱させられたミッションですが，これまで勤務してきた他の病院でも同様でした。
>
> どうやって，問題を見直して，方向性・経営戦略につなげるのか，果たしてメンバーとして何ができるのか？ 無力感しか持てません……。

経営戦略の原則
- 理念，ミッション，ビジョンの定義を理解する
- 自院や部署の内部分析・外部分析を行って，自らの強みや弱みを知る
- SWOT分析を行って，戦略を考える

- 戦略を実行可能な行動計画に落とし込む

理念(ミッション),ビジョンとは?

　病院機能評価の際,サーベイヤーに「理念」「ミッション」を質問されたら答えられるように暗唱しなさい,名札の裏に理念のカードを入れておきなさい,と言われませんでしたか? 多くの病院には「理念」や「ミッション」が玄関やホームページに掲げられています。皆さんは,病人を治すのは当たり前,よい医療を行うのは当然なのに,わざわざ言葉にする必要があるのか,と思いませんか?

　理念はミッションとも言われ,**一般的には,ある企業の創業者や経営者が社員や構成員に対して示す企業経営の根本的な考え方や価値観です**。抽象的な言葉で書かれているものが多いかもしれません。成功した企業の理念を見てみると,抽象的な言葉であっても,見事にその姿が浮かび上がってきます。

日清食品	ヤマト運輸	パナソニック	ソフトバンク
食足世平,食創為世,美健賢食,食為聖職	ヤマトは我なり,運送行為は委託者の意思の延長と知るべし,思想を堅実に礼節を重んずべし	産業人たるの本分に徹し,社会生活の改善と向上を図り,世界文化の進展に寄与せんことを期す	情報革命で人々を幸せに

企業の理念

　上記の企業は技術者,経理係,営業職,デザイナー,研究者,人事係,配送員,管理職,日本人,米国人,中国人,新卒採用から中途採用まで,国籍も,専門性も,年齢も多様な人々の集合体です。中には,金儲けが評価される職種,儲けにならない技術開発や研究に没頭する職種,競合他社を出し抜くことが評価される職種など,価値観も多様でしょう。そのような集合体において,企業は基本的な考え方や方向性を明らかにすることは,大きな意味を持っています。

　それでは病院で「理念」「ミッション」は必要でしょうか? 教科書的には,必要というのが正解でしょう。我々のような医療職にとっては,病人の苦しみ,痛みをとる,最良の医療を提供するというのは,誰もが持ち合わせている想いです。中には,そのような想いを抱かない人も紛れているかもしれませんが,ほとんどが同じような価値

観，倫理観を有している人々の集まりです。少なくとも，一般企業ほどの多様性はないでしょう。たとえ「理念」がなかったとしても，ほぼ同じ方向性で仕事が進むと言えます。ですから，病院機能評価をクリアするために，コピペで作った「理念」なんかは，あってもなくても同じです。

中には，創業者や病院長が持っている強い想いを「理念」の中に言及している医療機関もあります。**それぞれの医療機関が有する医療を行う上での基本的な考え，価値観，倫理観を職員だけでなく，社会にも示すという意味では，私は 100%必要であると思っています。**

「生命だけは平等だ」とは徳洲会グループの理念ですが，このわずか 8 文字のフレーズほど強い理念の言葉はないと思います。徳田虎雄氏が，一代で巨大な病院グループを築き上げた原点には，こういった理念が流れているのです。

■ ビジョンとは？

ビジョンとは，「理念」「ミッション」をさらに具体化させた将来の理想像です。「理念」は抽象的な言葉です。一方で企業の最終ゴールや何が目標であるのかをわかりやすく言語化しなければ，従業員は各人の目標や行動に落とし込めません。そこで必要なのがビジョンになります。ビジョンは，組織の方向性，到達目標，組織のマネジメントや個人の行動規範など多岐に渡りますが，すべては「理念」に掲げた目標を達成するもので構成されます。医療機関においても，複数の項目でビジョンが書かれていることがあります。

私の勤務する，独立行政法人労働者健康安全機構関東労災病院では，理念として「働く人と地域のために，患者中心の最善の医療を実施します」を掲げています。

また基本方針は以下となります。
1. 患者中心の医療の実施
2. 働く人に対する総合的な医療の実施
3. 地域のおける救急・急性期医療の実施

1 は医療に対する姿勢，2 は組織の設立目的としての勤労者医療，3 は地域医療としての責務を挙げており，すべてに異なる意味合いと背後関係を持っています。

皆さんの医療機関にも,「理念」「ミッション」や「ビジョン」があるはずです。管理職となって,今一度じっくりと眺めてみると,スタッフ時代と比べて,背後に見える価値観や目標がはっきりと見えてくるかもしれません。こんな機会もいいものです。

▪ 戦略を立てる：内部分析，外部分析

大昔の中国の軍略家である孫子の言葉があります。
・敵を知り，自分を知っていれば，百戦して百勝する
・敵を知らなくても，自分を知っていれば，一勝一敗となる
・敵も，自分も知らなければ，必ず負ける

孫子は戦いに勝つためには,自分と相手を知ること,情報を把握・分析することの重要性を教えています。医療機関が理想とするビジョンを実現するためには,全体的な方針として戦略を立てなければなりません。どんな戦略であったとしても,自分と相手,つまり自分の内部と外部を分析して作戦を立てることが重要なステップとなります。

▪ 内部分析

一般的には内部分析には,業績分析(収益,コスト,サービスや製品の品質,顧客満足度,生産能力)と,特性分析(過去の戦略や事業の振り返り,組織文化やシステム,組織内部の制約条件や問題点)があります。医療機関に当たるものとしては,主に財務・会計分析,機能分析,医療の質分析を内部分析としています。

財務・会計分析	機能分析	医療の質分析
医業収益，医業利益率 売上（外来／入院別，診療科別） 目標数と現状実績の乖離 設備（医療機器）への投資	平均在院日数 新入院患者数 病床稼働率 紹介／逆紹介率 手術件数 検査件数	医療安全 院内感染指標 合併症率 患者満足度 待ち時間数

内部分析

これらの指標を元にして，医療機関の持つ強みや弱み，影響力を持つ診療領域や潜在能力，組織構造やシステム上の強みや弱み，問題点などを明らかにしていきます。これは皆さんの部署のレベルでも可能な分析です。病棟であれば，DPC（診断群分類包括評価）対象病院ならば，様式1を分析してさまざまな指標を明らかにできます。臨床検査や薬剤，放射線，栄養部門であれば，電子カルテや医事会計データ，部門システムデータから色々な指標を手に入れることができます。主観的な印象ではなく客観的指標から，部署や部門を評価してみるのもよいでしょう。

▪ 外部分析

外部分析には，顧客分析，競合分析，市場分析，環境分析があります。顧客分析では誰が顧客にあたるのか，どんなニーズがあるのかを分析します。また競合分析では相手の企業，強みや弱みなどを，環境分析では法律や政策などの公的な枠組み，また当該医療圏の地域特性などの分析を行います。**医療機関でも同じように，地域の患者層や競合する医療機関，地域特性や医療政策・診療報酬などを分析します。**

顧客分析	競合分析	環境分析
受診患者層 地域の患者特性 紹介・逆紹介元の医療機関 地域医師会	医療機関（病院や診療所） 競合相手の提供サービスでの質や将来の戦略 競合相手の強み・弱み	医療制度や診療報酬の変化 当該医療圏の医療需要，需給予想，参入障壁 地域住民の特性（年齢層，所得，ライフスタイル，医療格差）やニーズ変化

外部分析

　医療・介護・福祉産業においては，医療政策や診療報酬が大きく影響します。これは自施設だけでなく，その他全国の医療機関や施設でも同時に影響を受けます。時には追い風になり増収に働くこともあり，時には減収につながることもあり，医療機関の存続を左右するほどのインパクトを与えます。また医療サービスは限定された地域内で提供されるので，将来に渡って地域や住民がどのように変化するのか，地域がどのような医療を求めるのかを考える必要があります。

	機会	脅威
強み	**強みを生かす戦略** 大きなチャンスと捉えて，積極的攻勢をかける	**差別化戦略** 競合相手との優位性を際立たせる
弱み	**弱みを克服する戦略** 弱点強化してチャンスを活かす	**専守防衛・撤退戦略** 状況が悪いので戦わないことを選択する

集中戦略や統合戦略は，環境や状況に応じて，表のいずれにも適用できる
SWOT 分析

内部分析・外部分析からわかること

　内部分析からは，自施設の強み・弱み，問題点や制約条件がわかります。強み・弱みを経営学的に説明すると，内部に有する他者との比較の上で競争優位性のある要素，競争優位性のない要素になります。自分が思う強みや弱みだけでなく，他者と比較した上での強み・弱みという点がポイントです。**一方で外部分析からは，自施設に対する機会と脅威がわかります。**機会は今後の発展の可能性を見込める要因としてプラスに働くもの，脅威は逆に発展の可能性を損なう要因としてマイナスに働くものになります。

戦略を立てる：分析から戦略

▪ SWOT 分析

　強みと弱み，機会と脅威を通して，SWOT 分析と呼ばれる手法で，さらに考えを深めていきましょう。SWOT とは，Strength（強み），Weakness（弱み），Opportunity（機会），Threat（脅威）の頭文字です。これらを書き出して組み合わせることで，戦略を分析することができます。**この手法で分析・検討することで，どんな戦略があるのかを俯瞰することができます。**その中で，どれを選択するのかが真に重要な意思決定となります。それが戦略立案という大きな判断になるのです。

　ハーバード・ビジネススクールのマイケル・ポーター教授は「**戦略とは自社と他社を差別化するものでなければならない**」と提唱して，相手より優位性をもつ領域を計画的に注力していく戦略立案を挙げています。この考えは事前に分析をして，必

ず勝てる戦略を作成して，その計画に沿って実行していくというものです。一方で，カナダ・マギル大学のヘンリー・ミンツバーグ教授は「**戦略とは計画的に策定されると同時に創発的に形成されなければならない**」と提唱しました。計画は計画として，多様な変化に対して計画変更や学習を進めて，最適な戦略に変化して実行するという考えです。例えば後者の考えでは，現場に意思決定の権限がない組織では戦略実行は不可能です。その組織の状況や社会情勢に合わせた戦略立案のプロセスが必要となるのです。

　医療管理職になった皆さんが，医療機関の戦略を立案する機会はまだないでしょう。しかし，よりよい医療を提供するという理想を実現するためには，自分の組織風土において実行可能な最も効果的な戦略を考えなければなりません。皆さんは，これまでスタッフとして診療や業務そのものを見てきました。今後は部署や部門，さらには医療機関，地域全体を見ていかなければなりません。**その第一歩として，まず部署の運営計画を立てる際に SWOT 分析をしてみるといいでしょう。**

■ 戦略の種類

差別化戦略

　競争優位性のある強みを活かして，他者との差別化を図る戦略です。企業は消費者のニーズを分析して，競合相手よりも品質の高い製品やサービスを作ります。そして，これらを消費者に CM や広告を使ってアピールしていきます。

　多くの医療機関は，同じ医療圏内の医療機関と比較して，何かしらの強みや弱みがあるものです。もしかしたら，競争優位性のある領域を見逃しているかもしれません。そうした領域において，他院と差別化できる質の高い医療サービスを提供します。もちろん，その質を患者や地域に伝える必要がありますので，医療機関によってはホームページで医療の質指標を公表したり，広報誌を活用します。しかし，職人的な気質を持つ医師は積極的に自分の腕や経験をアピールしない人が多いかもしれません。実際，これは地域にとっては不幸なことで，質が高い医療が行われていることを地域の人々が知らない可能性もあるのです。よって医療機関が差別化戦略を取る場合には，継続的に質向上と伝達を行うように医療者自身の意識改革も図っていく必要があります。

集中戦略

　特定の領域に経営資源を集中して展開する戦略です。一つの分野に特化して，医療資源を集中させます。「何でも屋」の総合病院から，専門領域（整形外科や循環器科，眼科など）に特化した病院，往診もやっていた一般診療所から在宅診療所への転換などがあります。こうした医療機関では，業務手順が効率化され，ムダなコストを削減することができます。やるべき業務の回転数が上がり，医師だけでなく看護師，薬剤師，その他のスタッフも特定領域の経験を集中的に積むことができます。

　これは経験効果をもたらして，経験数に応じて質や効率性を向上させることができます。もしも，患者満足度も上がって評判が上がれば，それが新しいブランドになるでしょう。ブランド化することで，従業員の満足度も上がり，真のブランドを手にすることができます。一方で，集中化によって患者ターゲットが小さくなるため，患者数や収益が減少する可能性があります。また同じ領域に競合相手が発生したとき，診療報酬でマイナス改定になったときには，存続の危機に陥るかもしれません。

統合戦略

　複数の事業を統合したり，他社との合併・統合を行う戦略です。共通の経営資源を利用することで効率性が向上したり，不活用な経営資源であっても他部門で応用できるポイントが増えることがあります。例えばイトーヨーカドーとセブンイレブンは同じ販売路や製品を利用することができますし，ソニーの小型化技術は，事業領域を越えて携帯電話やビデオ，デジカメなどに応用され，楽天は買い物で得たポイントを他のサービスへ利用できるようになります。

　医療機関で考えれば，病院のグループ化やケアミックス型医療法人が当てはまります。同じ機能のある医療機関をグループ化することを水平統合と呼びます。例えば，全国的な病院グループでは，機器整備，人材採用や経営管理を一括管理することができたり，教育研修を共有化することができるため，全体の効率化やコスト減，標準化を図ることができます。

　一方で急性期−リハビリ−療養型病床などの機能が分かれる医療機関を統合することを垂直統合と呼びます。地域や患者に対して，入院から在宅復帰まで一貫した医療サービスや，医療以外の介護福祉サービスをも提供することができます。時には多角的な収入源を確保することもできるでしょう。どの地域にも，ケアミックス病院に訪問看護ステーションや老人ホームを併設している病院がありますよね。

実行可能な行動計画を立てる

　医療機関全体の方向性を決定したとしても，戦略を実現できなければ「絵に描いた餅」になってしまいます。幹部は組織全体に経営方針や戦略を正しく伝達する責任があり，皆さん管理職は戦略を理解して現場レベルの戦術に落とし込み，部門や部署の業務やスタッフ個人の行動につなげなくてはなりません。さらに**具体的な指標を用いた行動計画（アクションプラン）を作成して，業務運営をマネジメントして**いきます。

▪ 部門・部署内の計画をどう作るのか？

　経営戦略というのは決して1年間で実現するような時間軸で考えられていません。**通常，5〜10年程度の中長期計画となります**。部門や部署で考える場合でも，新しい医療サービス導入，機能転換や人材教育など複数年かかるものから，業務改善など単年度で実現するものまでさまざまです。時間軸で因数分解すれば，単年度に分解できる内容と中長期的に取り組む内容に落とし込めます。次にそれぞれが持つ目標達成へ向かうために，具体的な活動方針や実行計画を作る作業に移ります。この「具体的」というのがキーポイントです。皆さんは担当部署の業務や実績を客観的指標として把握していますか？

　行動計画を作る上で重要なのは，具体的な行動への到達度を客観的指標で定量化・可視化させて，すべてのスタッフが認識できる形式にすることです。定性的評価はスローガンとしてはわかりやすいのですが，行動変容や結果につながるには時間がかかります。「○○に注意して行動する」という表現よりは，「○○のインシデントを○%減少させる」が適切ですし，「○○の件数を増加させる」よりは，「○○の件数を前年度より1,000件増加する」が認識しやすいでしょう。目標設定理論の考えを用いて具体的な数値を検討していきます（第1章「モチベーション管理」参照）。

▪ 計画作成の落とし穴

　上記のような方法で計画を作成していくと，客観的指標を重視する傾向が生じます。病院であれば病床稼働率や医業収益，紹介率などでしょう。数字ばかりを重視

すると短期的な成功に偏り，新しい機器整備や他施設からの人材引き抜きなど短絡的な方法を優先してしまいます。ここが大きな落とし穴につながるのです。皆さんもわかっているように，医療においては指標では測れないけれども重要なことが多くありますよね。人材教育や臨床倫理，質の向上，業務改善などが挙げられます。また組織文化も長い時間をかけなければ変化しません。

　こうした短期的な視点を回避する目的で，バランスト・スコアカード（BSC）と呼ばれる経営管理手法を採用している医療機関もあります。BSCでは「財務の視点」「顧客の視点」「内部プロセスの視点」「学習と成長の視点」から戦略と行動計画を立てていきます。医療機関では患者の視点（満足度やアクセスのしやすさ，広報など），内部プロセスの視点（品質，安全性，医療重症度・看護必要度，業務の効率化など），財務の視点（収益，費用，病床利用率など），学習と成長の視点（人材育成，研究・論文作成など）が挙げられます。診療件数や利益率など医療サービスや財務面での短期的目標に偏らず，教育学習や患者ニーズの実践など長期的目標もバランスよく考えることになります。

>>> ケースその後

　事務局から，地域の人口動態や医療需要の変化，経営状況について説明がありました。副院長からは病院の強みや弱み，病院機能の解説がありました。話を聞く中で，自分のようなリハビリ技師がなぜ選出されたのかわかってきました。今後，リハビリテーションが必要な高齢患者が増加すること，病院と在宅診療所や訪問看護ステーションとの連携が必須になっていくからです。
　そして，すでに在宅領域に足を踏み入れているのは，この病院の中では自分だけのようでした。先週，自宅訪問時に会ったケアマネさんからは，地域内に理学療法士が自宅訪問している病院はないことを聞きました。とすると，自院のリハビリテーションは他院と比較して優位な状況に立っていると言えるでしょう。病院や地域においてのリハビリテーションの潜在的な力を認識できました。その点において，この会議で貢献できる場所が見つかりました。

推奨文献

- 木村憲洋，的場匡亮，川上智子編著．1からの病院経営．東京：碩学舎，2013．
  初学者向けに，実在の医療機関のケースをあげて病院経営全般を解説している．戦略論とバランスト・スコアカードについても解説．
- 黒川　清，尾形裕也監修，KPMGヘルスケアジャパン編集．医療経営の基本と実務─経済産業省サービス産業人材育成事業 医療経営人材育成テキスト．東京：日経メディカル開発，2006．《http://www.meti.go.jp/report/downloadfiles/g60828a11j.pdf》．
  2006年のもので具体例は古くなっているが，経営戦略論においての基本的内容は十分にカバーしている．

Case 18
新たな検査を導入して赤字にならないか悩むとき

財務会計

> **ケース**
>
> **中央検査部門の主任**になったあなたは，部長から新しい遺伝子検査の導入を検討するように指示されました。検査機器の購入や臨床検査技師の訓練が必要になり，稼働まで少なくとも1～2年はかかる予定です。しかし，気になったのは，大学病院ではなく500床程度の病院で遺伝子検査が必要なのかという点でした。絶対にコストがかかり，かえって赤字になるのではないか，それなら故障が目立つ血液ガス分析の機器を更新したほうがいいのではないか，と考えてしまいます。
> でも，赤字になることを証明する方法がわかりません……。

財務会計の原則
- 利益を出すことと営利主義の違いを知る
- 医療機関が投資を行うことは，医療の質を上げて地域や患者へ還元すること
- 医療機関は貸借対照表や損益計算書を作成して，財務会計管理を行う
- 損益分岐点を計算すると，医療業務件数と収支の関係，改善点を明らかにできる

病院は利益を目指すのか？

病院は利益を目指します！　我々はボランティアとして慈善事業を行っているわけ

ではなく，生活の糧を稼ぐ手段として医療という場で事業を行っています．さらに人材を雇ったり，新しい機械を導入して質の高い医療を目指すには，利益を生み出さなければなりません．**よく誤解されるのは，利益を出すことが営利主義と見られること**です．

営利主義とは，「何よりも金銭的な利益の最大化が主目的である」という考え方です．**我々が最も優先することは患者の健康です**．一般企業は営利主義の側面もあります．よって，そもそも目標が異なります．問題なのは行き過ぎた営利主義であり，法律を守らないのはともかく，法の抜け穴で巨額の富を得る，反社会的な行為を行って利益を貪るなどでしょう．

医療機関では，生み出した利益を出資者や株主に配当することは禁じられていますので，利益は医療機関のために使用しなければなりません．多くの医療機関では利益を設備投資や人材採用に回していきます．例えば，最新のMRIを導入する，凄腕の外科医を招聘する，玄関ホールをバリアフリー化するなどの投資を行うことで，診療の質や安全性，効率化が図られます．そして医療機関を利用する人々に何かしらの恩恵として回っていくと考えます．

患者の評判がよければ，さらに患者が集まります．患者の増加に伴って収入が増えると，さらなる利益を上げることができるかもしれません．**こうした利益の循環を回す上で大事なことは，利益を何かに投資しなければ，この循環は続かない**ということです．

▪ 病院会計と病院資産を考える

皆さんは，医療機関でどのようなお金の流れがあるのかをご存知でしょうか？　考え方としては，医療機関の「財布」に出入りするお金と，医療事業に出入りするお金の2つがあります．まず医療事業に入るお金の流れとしては，患者からは自己負担金，差額室料，自費診療費があります．保険者や支払基金からは診療報酬，行政からは補助金や交付金，製薬会社からは治験費，病院などに出店するテナントからはテナント料や家賃が入ります．

一方で，出て行くお金としては，職員に対する給与や退職金，製薬会社・医薬品卸会社・医療機器メーカーへは購入費，委託会社へは委託費があり，また自治体へは税金を納めなくてはなりません．医療費が査定減となった場合には患者へ返還金を

支払うこともあります。医療機関の財布の視点で言うと，銀行からの借入金は入るお金として大きなものでしょう。もちろん借入金の返済では逆に出ていくお金になります。また院長自身が出資したお金は自己資本金として医療機関の財布に入ります。

　皆さんは資産を考えたことがありますか？　医療機関が所有する土地，建物，設備すべての所有物は経済的価値に変換されて病院資産（財産）として数値化されます。例えば，現金や預金，未収金，薬剤や診療材料の在庫分，土地や建物，MRIなどの機器，また電子カルテやワード・エクセルなどのソフトウェアなどが挙げられます。

　もう一つは資産の元手がどこから来ているのかも表すことができます。自分で出資したお金であれば自己資本金ですし，もしそれが銀行などからの借入金であれば，1年以内に返済しなければならない短期借入金（流動負債）と1年以上のローン返済としての長期借入金（固定負債）があります。また卸会社などへの未払金も借入金の範疇に入ります。**毎年，医療機関では貸借対照表を作成して，資産や負債，自己資本などを確認します。**

　病院会計や資産については，基本的には病院の経理課や会計課という部署で計算，管理しています。皆さんは決算書を読むことはないでしょうが，ここでは少なくとも医療に関連する損益計算書について勉強しましょう。

▪ 損益計算書を考える

　損益計算書とは「1年間の医療機関の収益と費用，利益と損失の内訳を記した書類」になります。医療的に言い換えると，お金のイン・アウトバランスです。

　図のように医業収益として診療報酬からの収益と診療報酬外からの収益，一方で人件費や医薬品費などの医業費用，支払利息などの医業外費用が費用として計上されます。他にも固定資産を売却した際の臨時収益や災害損失により生じた臨時費用などがあります。これらを記載して，医業に関連する収益と費用から医業利益・損失が計算され，そして医業外収益や医業外費用を計算したものから経常利益・損失が計算されます。最終的には税金が引かれ，当期純利益・純損失として記載されます。基本的には医業収益・費用で経営状況を見ていきます。

　ほとんどの急性期病院の平均値は医業利益率はプラス数%，自治体病院では

病院収益
- ■ 医業収益

  診療報酬からの収益
  - 入院診療
  - 外来診療

  診療報酬外からの収益
  - 自由診療
  - 差額室料
  - 健康診断

- ■ 医業外からの収益

  受取利息や配当金
  有価証券売却益
  駐車場代，テナント代など

病院費用
- ■ 医業費用

  診療材料・医薬品費
  人件費
  委託費
  設備関係費・減価償却費
  研究研修費
  経費

- ■ 医業外費用

  支払利息
  有価証券売却損
  医療費減免額など

マイナス10〜20％と言われています。

　1年間の損益計算書があれば，病院にどのような収支があり，経営が黒字なのか赤字なのかは一目瞭然です。皆さんが損益計算書を見る機会がありましたら，是非，病院の状況を確認してください。**そうすれば「一つ上の職位で必要とされる視点で業務を行う」ことに近づけるでしょう。**

部門における損益分岐点

　皆さんの診療現場レベルで持つべき重要な視点として，損益分岐点があります。損益分岐点とは，商品やサービスを提供する際に「収入」＝「費用」となる点，つまり損得ゼロの点のことです。

　例えば，1回1万円の検査を施行して，検査費用の元が取れる最小数の検査件数が損益分岐点になります。よって，**損益分岐点から1回でも多く検査できたら利益となり，損益分岐点を下回れば損失が発生します。**

　この損益分岐点の考え方は，検査件数，入院件数，外来受診件数，リハビリ件数

などにも関連して，1日単位もしくは月間・年間単位の目標ラインを決めることができます。もちろん，すべてが綺麗に計算できるわけではありませんし，場合によっては赤字になるけれども行うべき診療行為もあるはずです。おおよそのラインを考える必要性は十分あるでしょう。

▪ 費用の考え方

　診療を行う上で発生する費用には，「固定費」と「変動費」の2つの概念があります。「固定費」とは診療サービスの増減に関係なく発生するコストで，例えば建物，設備・機器費用，机や備品費用，給与費が該当します。「変動費」とは診療サービスの増減に比例して発生するコストで，光熱費，薬剤費や検査試薬費，診療材料費などが該当します。総費用としては，「固定費」+「変動費」となります。

　CT検査では検査がなかったとしても，CT機器やシステムの費用，CT担当放射線技師の人件費など固定費が発生します。検査を行うごとに光熱費，造影剤費用が発生します。実際，CT検査を考えると費用の大きな割合を占めるのは「固定費」になります。この傾向は病院全体にも言えます。

　高度な医療を志向すればするほど，医療機器や医療人材を揃えなければならず，固定費がかさんでいきます。よって，病院は固定費型ビジネスとも言われています。他にホテルや工場を持つ製造業などもビジネス形態としては同じです。

損益計算書

```
　　　＋医業収益
　　　－医業費用          ← 純粋に診療面からの計算
　　　　　　　　　　　　　  （病院の機能）
医業利益（損失）
　　　＋医業外収益
　　　－医業外費用        ← 診療以外からの計算

経常利益（損失）
　　　＋臨時収益
　　　－臨時費用          ← 今年限りの収支からの計算

税引き前利益（損失）
　　　－税金など

当期純利益（当期純損失）  ← 当期の最終結果
```

▪損益分岐点の求め方

費用の構造がわかれば，損益分岐点は簡単に求められます。**診療行為に変化のない「固定費」に診療行為の単位で変化する「変動費」を加えた「総費用」と，診療行為の単価に件数を掛け合わせた「総収益」が一致する点を求めればよいのです。**ここで求められた点が損益分岐点となり，ここを境に利益と損失が発生します。

医療機関によっては，診療行為の件数を見ると利益が出せないかもしれません。例えば，人間ドックの損益分岐点が5,000件とします。そもそも無理な数値かもしれません。3,000件ならば到達可能です。それでは，5,000件を3,000件に減らすにはどうすればよいでしょうか？ 以下の3つが考えられます。

1. 人間ドックの単価を上げる

単価を上げれば，少ない件数でも収益が高くなるので，損益分岐点は小さくなります。

2. 固定費を下げる

固定費自体が下がれば，総費用も下がるので，単価を変化しなくても，損益分岐点は小さくなります。人件費の削減や廉価な検査機器（CTやMRI）の導入などです。

3. 変動費を下げる

変動費が下がれば，総費用も下がるので，単価を変化しなくても，損益分岐点は小さくなります。検査に使う資材や試薬代を安くするなどです。

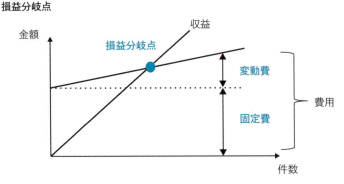

単　価：1単位のサービスで得られる収入
固定費：診療サービスの増減に関係なく発生するコスト
変動費：診療サービスの増減に比例して発生するコスト

3つの手段の中で最もインパクトが大きいのは単価を変化させることです。このような損益分岐点はすべての診療サービスにあります。もちろん，単価や費用を算出するのは簡単なことではありません。

　件数や稼働率の目安を知ることで，自分が管理する部署の経営的状況の認識につながります。特に検査部門や放射線部門のように高額な機器を購入する部署では，何よりも大切な知識と言えます。

　また医師においても，診療機器の購入に際しては，どのくらい活用するかという点で，購入やリースにするのか，レンタル契約にするのかと意思決定につながります。こういった金銭感覚を養うことは，管理職として必要です。

>>> ケースその後

　まずは，機器購入の際にかかるコストと検査技師の人件費から固定費を算出しました。次に1回検査当たりの光熱費や試薬費から変動費を算出しました。診療報酬上の遺伝子検査の点数として1,000点があり，それを収入として考えました。利益を黒字にするためには，1日12件の検査が必要になりますが，現在，外注に出している検査件数を見ると達成は困難でした。

　コスト的には導入はしない方針がベストだと考えました。計算せずとも感覚的に結論はわかるはずなのに，部長はなぜ検討を指示したのか疑問に思いました。部長に聞くと「この4月に大学から赴任した新院長から依頼があった。私も直感的に採算が合わないと思ったが，大抵の医師は客観的数値をもって話さないと納得しないから，君にお願いしたんだ。この数値結果なら問題なく理解してくださるはずだよ」と教えてくれました。

検査導入に対して数値結果から採算が合わないことを説明

機器購入費用　1,000万円/年（5,000万円/5年）
検査技師人件費　500万円/年（1人が従事する予定）

固定費（合計）　1,500万円

光熱費　　　　　　0円/件（ほぼ0円）
試薬費　　　　　5,000円/件

変動費（合計）　5,000円/件

収入　　　　　　1万円/件

収入＝固定費＋変動費
1万円×検査件数＝1,500万円＋5,000円×検査件数
よって，検査件数＝3,000件/年（＝平日を250日として，12件/日程度）

推奨文献

- 大石佳能子監修，小松大介著．病院経営の教科書 数値と事例で見る中小病院の生き残り戦略．東京：日本医事新報社，2015．
  数多くの経営支援の経験を持つ医療コンサルタントが，実際の経営指標を示しながら病院財務や会計についてわかりやすく解説している．
- 厚生労働省．病院経営管理指標．《https://www.mhlw.go.jp/stf/seisakunitsuite/bunya/kenkou_iryou/iryou/igyou/igyoukeiei/kannri.html》．
  毎年，全国の病院機能別の経営指標を掲載しており，規模や設置母体別の収益や費用，人件費率や利益率などがわかる．

Case 19
患者の取り違えが起こってしまったとき
医療安全

> **ケース**
>
> 　救急看護主任に昇格した日に，救急室であってはならない事件が発生しました。午前1時に救急搬送された78歳男性(田中太郎)と，直接来院された82歳男性(田代太地)の取り違えが発生したのです。田中さんは肺炎の診断，田代さんは心不全の診断となりましたが，どちらも苦しそうに30°にギャッジアップされたストレッチャーに寝ていて，酸素マスクを使用して，点滴投与が行われていました。
>
> 　本来は田代さんに投与するべき降圧薬を田中さんに投与してしまい，田中さんの顔色が不良になり，血圧が82/38 mmHgまで低下，一時ショック状態になりました。患者の取り違えに気が付いて降圧薬を中止して，内科医師に報告しました。すぐに昇圧薬を使用して，血圧の回復が認められました。
>
> 　さて今後，救急室の管理職として，どう行動しますか？

医療安全の原則

- 問題発生時には何がエラーで，何がその原因になったかを解明する
- 複数のスタッフや多職種でヒト・システム・環境など多角的に考える
- 有害事象が発生したら，速やかに患者・家族に対しての状況説明を行う
- 第二の被害者になりうる当事者に対しても，心理的ケアやサポートを欠かさない
- 将来の安全管理においては，組織のレジリエンスにも注目する

医療安全と質改善の違い

　医療安全と質改善は同じものかと聞いてみるとバラバラな答えが返ってくるでしょう。専門家であっても同一のものと扱う人も多いです。医療安全の推進活動は，質改善運動と似たものですが，実際の内容をみていくと違うものであると考えられます。この2つの違いを明確に表している記述があるので以下に紹介します[1]。
・患者安全：診断学のようなもので，何がエラーで，何がその原因になったかを解明する分野
・質改善：治療法のようなもので，エラーの再発を防ぐためのシステムを構築する分野

　確かに患者安全は個別のインシデントやエラーが発生してから，その原因を探り，再発を防止する取り組みです。時には潜在的リスクを探って予防的に介入することもあります。一方，医療の質改善は，現時点で提供されている通常診療において，診療のパフォーマンスや患者満足度を組織的に向上させることに焦点を当てています。
　結果的には，具体的な介入やその後の医療現場を見ると，患者安全も質改善も同じものとしてみなされる場合もありますが，その過程や背景にある考え方は別物であると言えます。本ケースでは上記の違いに従って，医療安全について見ていきます。再発防止や改善の具体的な手法については，次の「医療の質改善」で説明します。

管理職としての意識

　医療安全は，医療機関の部署・部門のすべての共通の課題になります。スタッフ時代はインシデントの報告や対策の検討をチームの一人として「個人的」に参加する立場でした。しかし管理職としては安全で質の高い医療を行う責任を持つこと，これがスタッフ時代よりも求められます。
　発生したインシデントを分析したり，再発防止策を考えることだけでなく，部署や部門に潜む将来のリスクを炙り出して予防することも大きな課題です。つまり，「個人」の視点から「組織」の視点へ，「部分最適」から「全体最適」へと意識を切り替え

なければなりません。もちろん分析や管理を行うために必要な知識や技術も重要ですが，それ以上に管理職として経験すること，身に付けなければならないことがあります。

> **管理職として行うべきこと**
> ・スタッフや関係者からの聞き取り
> ・事例分析と再発防止
> ・患者や家族に対する説明と謝罪，継続的な配慮
> ・インシデントを起こした当事者への指導・教育
> ・第二の被害者となりうる当事者への心理的ケアやサポート
> ・担当部署・部門の状況把握
> ・新しいルールやマニュアルの作成

組織として考える視点を磨く

ヒト・システム・環境で考える

　医療安全を考える際のポイントは，当事者や関係者の思考や行動だけではなく，**業務システムや環境など問題に関連するすべての要素を可視化すること**です。医療安全の領域ではテンプレートなどを活用して包括的に問題を抽出していくことが多いので，皆さんも色々なテンプレート（SHELL モデル，4M-4E モデルなど）を知っておくとよいでしょう。

　これらの分析方法を用いることで直感的な思いつきや，認知バイアスを避けることができます（第 3 章「思考方法」参照）。より包括的に部署や部門，スタッフの状況を確認することができるので，管理職としては必須の考え方になります。

因果関係で考える

　RCA（Root Cause Analysis）とは，根本原因分析と訳される手法です。簡単に言うと「なぜなぜ」分析です。問題に関連する出来事を抽出してフロー図を作ります。そし

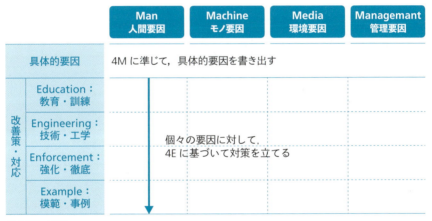

SHELLモデル

4M-4Eモデル

て，それぞれ出来事がなぜ生じたのか？ 生じた原因はなぜ生じたのか？ さらにその原因はなぜ生じたのか？ **「なぜ」「なぜ」を繰り返して，答えがでないところまで深く掘り下げます。**

　ここでのポイントは関係性に必ず因果関係があること，具体的な言葉で考えることです。これ以上深掘りできない原因が，その問題の根本的な原因となります。そして根本原因を解決するための対策を考えます。

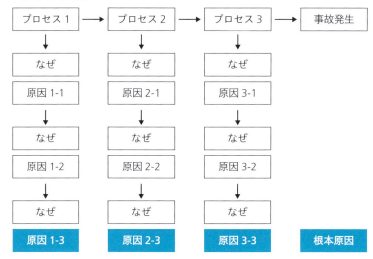

問題発生時のコミュニケーション

▪ 患者・家族とのコミュニケーション

　皆さんの部署・部門で有害事象が発生した場合には，皆さんが先頭に立って問題の解決を図らなければなりません。有害事象の原因が医療過誤であるのか，そうでないのかは，その場ではわからなかったとしても，まず優先するべきことは，有害事象の内容，原因，そして今後の経過や見通しについて，誠意を持って説明しなくてはなりません。主治医が説明することもあれば，直接関係している部署の管理職が説明することもあります。医師が行った医療行為ではなく，例えば理学療法士が診療中に転倒させてしまった，看護師が内服薬の与薬を間違えてしまった，栄養士がアレルギー確認を忘れてしまったなどの場合には，**その所属する部署の管理者が主治医と共に説明したほうがいいでしょう**。

　医療過誤が原因であることが判明したら，速やかに状況の説明を行います。ハーバード大学がまとめた『医療事故：真実説明・謝罪マニュアル』では関係者が謝罪することが推奨されています。原因がわかっていない場合でも，遺憾の意や共感と同情の気持ちを表すべきとしています。同書では謝罪によって医療過誤訴訟のリスク

が増えるのではなく，隠し立てをしたり，責任を取らず，謝罪もしないという態度によって訴訟に至ると説明しています。

有害事象発生後，たとえ事象が回避不可能な合併症（想定外のアナフィラキシーや薬剤副作用など）であったとしても，患者や家族に対する心理的な面でのサポートが必要です。

問題発生時のコミュニケーションは非常に難しいものですが，管理職として最も重要な業務の一つです。こういった場所から逃げてしまう管理職に対しては，スタッフからの信頼もなくします。さまざまな機会を経験して，患者・家族にとってベストなケアとサポートを探していくことを目指してください。

▪ スタッフとのコミュニケーション

有害事象が発生したら，速やかにスタッフから報告を受けて，その問題の収拾に最善を尽くしてください。他に影響が出るようであれば，その関連業務をストップさせるように指示を出します。スタッフとのコミュニケーションのラインを指揮命令系統に沿って明確にしてください。事態を沈静化した後に問題事例の検証を行います。スタッフからのヒアリングについては，事実を積み重ね，自分のバイアスや解釈が入らないように公正・公平に行います。機械のように行うのではなく，**同時にスタッフへの共感・同情の気持ちも忘れないようにしましょう**。

有害事象に関わったスタッフ，特に医療過誤を起こした当事者は罪の意識を持ち，非難を受け，自己効力感を失い，仕事ができなくなることさえあります。意図的にエラーを起こすはずはなく，**業務プロセスやシステムの欠陥であったとしても，当事者の自責感は強くなり，時に第二の被害者になってしまうこともあります**。管理職はこうした精神的な落ち込み，抑うつ状態に対して個人へ心理的サポート，メンタルヘルスの専門家への紹介（カウンセリングなど）や勤務調整などを通じて，彼らが立ち直れるよう適切な支援を行うことが重要です。

今後の方向性：レジリエンスの考え方

近年，医療安全の領域でも，1/10,000 の確率で発生する悪い事象よりも，9,999/10,000 の確率で発生する正しい事象を考える視点が提唱されています。我々

の伝統的な安全・質管理は，一つの有害事象の分析から，因果関係を暴き，改善を図る一点集中型アプローチです。このアプローチは工場に適用される品質管理から生まれた手法です。

しかし，医療機関はヒト・モノ・情報が入り乱れる複雑系システムであり，単純な工場ラインとは全く異なるシステムです。現場で行われている正しい事象の多くはマニュアル通りに行われたというよりは，システムの中で調整され悪い方向へ流れるのを避けることができた結果と考えられ，**レジリエンス・エンジニアリングというシステム全体を最適化する手法が研究されています**。今までと180度異なる視点です。視野を切り替えてシステムで考える俯瞰力，そして臨床現場にフォーカスして改善を図る現場力，この両方が医療管理職には必要です。

ケースその後

まず優先するべきことは，患者本人と家族への説明です。しかし患者本人は呼吸困難感があり，傾眠気味であったため家族に状況を説明しました。病態は安定したこと，肺炎に対して必要な治療も行われていることを話しました。患者取り違えについては明らかなエラーであることを正直に話して，陳謝しました。そして血圧や意識が安定するよう厳重に経過観察することと，原因をしっかり調べて指導していくことを約束しました。家族は非常に怒っており，内科医師と一緒に謝り続けました。

次に当事者の看護師に状況を聞きました。田中さんに対して「田代さん」と声掛けしたところ，「はい」と返答があったため，田代さんと思い込んだようです。本来のルールでは「お名前を教えてください」と尋ねることになっていました。本人は忙しい状況であること，マルチタスクを抱えていたことから，患者確認を十分にできなかったと話していました。

この状況を把握して，業務の間にブリーフィングの時間を作りました。患者確認をルール通り行うこと，過度なマルチタスクにならないように声掛けをしっかり行うことを再確認しました。

これらの状況を翌朝に医療安全担当看護師長に報告して，詳細な安全分析をチーム全体で進めようと考えています。

文献

1. フォンダン E, レーン M, バヌチ A 編（加藤良太朗, 本田　仁監訳）. ワシントンマニュアル患者安全と医療の質改善. 東京: メディカル・サイエンス・インターナショナル, 2018: 1.
   患者安全については, 総論から各領域別の各論まで具体的にまとめられている. マニュアルとは言えないほどボリューム・質ともに高い実用書.

推奨文献

- 石川雅彦. RCA 根本原因分析法実践マニュアル 再発防止と医療安全教育への活用 第 2 版. 東京: 医学書院, 2012.
  根本原因分析について基本的な実践方法から教育方法まで教えてくれる.
- 医療事故・真実説明・謝罪普及プロジェクト. 医療事故: 真実説明・謝罪マニュアル.《http://www.stop-medical-accident.net/index.html》.
  医療事故発生時のコミュニケーションについて書かれたマニュアル. ハーバード大学病院使用.
- 大阪大学医学部附属病院 中央クオリティマネジメント部. 平成 26-29 年度科学研究費補助金基盤研究（B）. レジリエンス・エンジニアリング理論の医療の質・安全における実用化研究.《http://www.hosp.med.osaka-u.ac.jp/home/hp-cqm/ingai/resilience/index.html》.
  新しい医療安全の考え方として, 今後の応用が気になるところ.
- 河野龍太郎. 医療におけるヒューマンエラー なぜ間違える どう防ぐ 第 2 版. 東京: 医学書院, 2014.
  医療現場での安全管理, ヒューマンエラーをどう考えたらよいのかを解説している良書.

Case 20
脳卒中患者の急性期リハビリテーションの質を改善するとき

医療の質改善

> **ケース**
>
> **主任理学療法士**として医療法人のグループ病院に転任して3カ月，リハビリ室の運営や技師教育などを手探りで行ってきました．ある日，救急医から「救急病棟に入院している脳梗塞の患者で，平均何日くらいでリハビリテーションは開始されているのか」と質問を受けました．あなたは，それに答えられる情報を持っておらず，またリハビリ室では医師からのオーダーを受けてリハビリを開始するので，入院日からオーダー発行日までの期間について把握していませんでした．
>
> 「前の病院では入院当日から介入するのが普通だったから気にならず，この病院に来てからも考えなかった．そういえば，この病院では土日の初診は少なくて，火曜日の初診が異常に多い．なぜだろう」と疑問を持ちました．
>
> 脳卒中患者でのリハビリテーション開始日について，調べることにしました．

医療の質改善の原則
- 医療の質改善は，通常診療業務のレベルアップにある
- 定量的に測定できる指標（ストラクチャー指標，プロセス指標，アウトカム指標）を用いる
- 品質保証と品質改善の違いを理解した上で活動する
- データや指標を測定することに労力や時間をかけない
- 電子カルテシステム，DWH やエクセルを使いこなす

医療の質とは？

米国医学研究所（Institute of Medicine，米国医学アカデミーに改称）では医療の質を「患者個人および集団に対して提供される医療サービスが，健康に望ましいアウトカムを達成する可能性を高める度合いであり，それが最新の専門知識と矛盾しない程度のもの」と定義していますが，理解しにくいですね。

意訳すれば「我々が提供している医療が，最新のエビデンスや実績から算出されたアウトカムの期待値と比べたときの達成度」となります。あるがん患者の5年生存率が70％としたら，数値をそれ以上あげることが，質が高いということになるのかもしれません。100％遵守することが必要な治療や指導であれば，90％では質が低いことになります。また患者満足度も一つの指標になるでしょう。

疑問に思うことはないですか？　たとえ治療成績が高くても冷たい医師でいいのか，患者に寄り添わない看護師でいいのか，数字では測れない医療者の想いや患者からの信頼のほうが大事なのか，などありませんか？　もちろん，医療者としては安心感や信頼感も重要ですが，定量的に診療内容や治療効果をチェックしながら，我々が提供している医療を振り返って，さらに高い目標へと改善することも重要です。

医療安全では問題発生したときの対応が主でしたが，医療の質改善では日々行っている診療のレベルアップが主になります。質を可視化するために定量的に測定して，それを元に計画を立てて実践していく，一定期間の後に再びチェックして，さらに改善するというマネジメント（PDCAサイクルなど）が求められます。

3つの指標で考える

できるだけ定量的に測定できる指標が質改善を実践していくには重要です。ここでは3つの指標として，ストラクチャー指標，プロセス指標，アウトカム指標を紹介します。

▪ ストラクチャー指標

ストラクチャー指標は，病院の病床数，医師数，看護師数，設備基準などの診療サービスを表したものです。一般的に，医療安全管理者が勤務していれば適切な

指標	説明	具体例
ストラクチャー指標	医療機関の構造（施設や設備，人員など）	・スタッフの数（人員配置数） ・設備や機器の有無 ・ICU や CCU などの施設の有無
プロセス指標	検査，治療，看護や予防など実際に行われたサービス	・ワクチン接種率 ・退院時アスピリン処方率（急性心筋梗塞） ・血栓塞栓症予防の実施率（入院患者） ・禁煙指導施行率（喫煙患者）
アウトカム指標	受けたサービスの結果としての健康状態	30 日以内の再入院率 5 年生存率（がん患者） 病棟内転倒転落発生率 患者満足度

質改善の実践に必要な 3 つの指標

医療安全管理がされている（だろう），電子カルテが導入されていたら安全性の高い医療が行われる（だろう），という前提の元で人員配置や専従・専任が診療報酬などで決められています。つまり，ストラクチャー指標を満たしていれば，いい医療が実践されるはずということです。でも現場にいると，本質的には全くそうでないことが皆さんもわかりますよね。

例えば ICU の算定基準は看護師の人員配置，1 床あたりの床面積，臨床工学技士の 24 時間勤務，集中治療に専従する医師の存在などで規定されます。ICU に勤務する当事者からすれば，この基準が安全性や質と一部に緩い相関関係があったとしても，因果関係があるとは言えません。

▪ プロセス指標

プロセス指標は診療プロセスにおいて計測される指標です。検査や治療の実施率や経過時間，ガイドラインや標準的診療の遵守率など，アウトカムに影響があると考えられている医療行為をピックアップして測定しています。しかし，ストラクチャー指標と同様に，これらのプロセス指標が直接アウトカムに影響するかどうかを証明することは難しいのです。

例えば急性心筋梗塞の患者へのアスピリン使用はエビデンスがあります。他にも禁煙，ステント治療，β遮断薬投与，CCU 体制なども有効性が証明されています。日常診療では同時並行で行っているために，すべての要素が絡み合い，何が最も影

響するのかはわかりません．もしかしたら，未だ測定されていない指標が最も影響する場合もあるかもしれません．プロセス指標が医療の質や安全性を証明する絶対の指標ではないのです．それでも各指標が現時点の医学水準で信頼できるのであれば，それ以上の項目はないでしょう．

　プロセス指標は電子カルテやオーダーリングの情報から抽出しやすく，測定する労力もかからないため，最も利用しやすいと言えます．さらに達成目標も立てやすく，評価も単純であるので，短期的に改善しやすい指標として診療側の受け入れもスムーズだと考えます．指標としての限界を理解した上で活用するのはいいでしょう．

■ アウトカム指標

　アウトカム指標は最も医療の質を示す指標であり，主に死亡率，再入院率，合併症発生率〔転倒転落率，入院後肺塞栓症発生率，SSI（手術部位感染）発生率など〕が挙げられます．もちろん患者の年齢や合併症併存率，社会経済的因子などのアウトカムに影響する要素がありますので標準化させなければ，他の病院との厳密な比較はできません．それでも同じ病院での変化を見ることで，質改善を図ることができます．これらの指標の改善こそ，組織の第一目標であるべきなのです．

　ただし，アウトカム指標には注意するべき点があります．アウトカムが悪くなるリスクが高い患者（高齢者が多い，社会経済的状況が悪いなど）が多い場所では，他の場所と比べて指標が悪く見えます．他の医療機関とアウトカム指標を比較するあまりに，リスクが低い患者を選り好みするような行動は避けなくてはなりません．実際にアウトカム指標を強調しすぎたために，こうした非プロフェッショナルな行動変容が発生することがしばしば報告されています．色々なリスクを統計的に標準化させる統計方法を行って比較することもできますが，それは非常に複雑なので一般診療では用いていません．我々が第一に考えるのは，測定したアウトカムを，さらによくするために，何を改善すればよいのか十分に検討することです．**アウトカム指標だけではわかりにくいことも多いので，プロセス指標と絡めて，改善活動を行うことも一つの解決方法です**．

　皆さんの部署や部門でも，それぞれの職種に応じた3つの指標が必ず測定できるはずです．管理職になると主観的な評価だけではなく，客観的基準を元に業務全体を見える化させることが重要です．どうしても主観に偏りすぎると，スタッフを公

平・公正に評価できなかったり，過去の経験や感情に基づいた認知バイアスが評価に影響してしまいます。管理職でも最初のうちは，そうしたバイアスに影響されないように，客観的指標も測定して評価することが勧められます。

品質保証と品質改善

品質保証(Quality Assurance)とは「品質に対するある一定の基準点を決めて，それを満たしているかどうかを証明する活動」であり，一方で品質改善(Quality Improvement)とは「現状の品質を，さらによくするための活動」です。**QIと言われているのは後者になります。この2つの違いを混同しないようにしてください。**

病院機能評価などの第三者評価で問われるのは，品質保証と考えます。多くはストラクチャー指標やプロセス指標で表されるものであり，人員配置や設備，運用や仕組み，マニュアル・ルールの存在がチェックされます。最近のサーベイでは，ケアプロセスに沿ってルールが遵守されているか，システムがきちんと稼働しているかがチェックされます。それでは，病院機能評価で認定されたすべての医療機関が，質が高い病院かというとそんなことはありません。医療サービスを提供する事業者として，一定の基準ラインを越えているとみなされるべきです。病院規模にかかわらず，基準ライン以上の業務プロセスやシステムがなければ，到底，質の高い医療を提供することはできないでしょう。

より高い質を目指すのであれば，品質保証を越えて，品質改善へ向かうことが必要です。品質改善にはゴールがなく，自分たちで目標設定をしなくてはなりません。そして目標に向けて，改善活動を仕掛けていくのです。聖路加国際病院QI委員会は，最新のエビデンスと比較してさまざまな指標の問題点を分析して，改善例をまとめて紹介しています。普通の病院では，医師や診療科のパフォーマンス，病院全体の成績や合併症率を公表するだけでも，大きな抵抗や衝突を生み出すでしょう。さらに改善や向上につなげることは非常に困難です。しかし，こうした取り組みを組織全体で継続的に行っている医療機関には，強いリーダーシップや質を追求する文化や風土が備わっています。もちろん，これは他の産業や企業でも同じことが言えますが，医療業界も負けないように改善活動を進めなければなりません。

質改善を進めていく上でのポイント

▪ 定量的に測定する仕組み

　質改善はデータに基づくため，定量的に測定する仕組みを持たなければなりません。すべて手作業で行うには多大な労力と時間を要しますので，どれだけ簡潔に効率的にできるかが重要です。

・電子カルテシステムや医事会計システムからデータを入手する

　情報システムを導入している医療機関にはDWH（Data Warehouse）と呼ばれるデータ収集のアプリケーションを持っていることが多いです。**DWHを使用することで，欲しいデータを自動的に算出できる可能性があります**。拾えないデータがあったとしても，欲しいデータを入出力できる仕組みを作れば拾い上げることは可能です。

・帳票を作成する

　必要な情報がデータになければ，新しい帳票などデータを集める仕組みを作ってしまうことです。データ入力に手間や労力が発生しないように業務プロセスにうまく組み込むことが大事です。

　私が中心静脈カテーテル挿入サーベイランスを導入するときには，調査票を紙にして，カテーテルキットの箱の全面に貼っておくという方法にしました。というのも多忙な医師は電子カルテシステム内にある調査票テンプレートを立ち上げてから入力する手間のかかる作業には協力してくれないと思ったからです。また記入欄はすべてチェック記載にして，フリー記載を一切なくしています。30秒以内に記入できる帳票にしたので，ほとんど抵抗もなく運用することができました。

▪ エクセルを扱えるようになる

　マイクロソフトのエクセル，Googleのスプレッドシートなど表計算ソフトを上手に使うことができれば，データ管理や測定は非常に楽になります。ここを手作業で頑張ってしまうよりも，**エクセルを使いこなすことができれば，労力と時間をかけずに済む**のです。使いこなすと言っても，データ整理に関連する必要最低限のところです。

・ピボットテーブルを使用できる

・データの並び替え・フィルターを使用できる

・グラフを作成できる
・関数を使用できる

　関数は覚える必要は全くありません。そのかわりGoogleで，関数を検索すればいいのです。例えば，HbA1c 7.0%以上の患者数を測定するのであれば，Googleに「エクセル　数値　以上　抽出」で検索すれば，最適な関数（COUNTIF）が出てきますし，平均在院日数を測定するのであれば，「エクセル　期間　計算」で検索すると，個々の患者の在院日数を計算するDATEDIF関数の記事が出てきます。グラフはランチャートと呼ばれるものが推奨されます。立体化（3D化）したり，色をたくさん使用したグラフよりも，シンプルでわかりやすい形式が最適です。

質改善の活動を進める

　一番のポイントは，皆さんの熱量です。すべての職種で現場で行われている診療や業務の質を改善・向上するという強いモチベーションです。最善の質を目指すのは，すべての医療者に共通する核心であり，そこを貫き通せるか否かが問われているのではないでしょうか。とはいえ，これは簡単なことではありません。本書でミドルマネジャーが質改善を進めていくための思考方法，問題解決方法，ナレッジ・マネジメント，行動変容，モチベーション管理，コンフリクト・マネジメントなど多様なマネジメント手法を説明していますので，もう一度確認してください。

>>> ケースその後

　医事課にお願いして，リハビリ早期加算の算定率を確認しました。また電子カルテシステムから脳卒中患者のデータを取り出して，入院日からオーダー発行までの平均日数，オーダー発行からリハビリ開始までの平均日数を計算しました。自分が思っているよりも少し長めでした。また曜日別に計算してみると，金曜日に入院した症例が明らかにリハビリ開始までの日数が長いことがわかりました。
　なぜ金曜日の症例が長いのかヒアリングをしたところ，色々なことがわか

りました。

　この病院では必ず主治医からリハビリ科医師にコンサルテーションがあり，リハビリ科医師がリハビリ処方箋をオーダーすることになります。リハビリ科の外来診療は 13 時までであり，コンサルテーションの締め切りは 13 時で，13 時以降のコンサルテーションは翌日になります。金曜日の午後から日曜日に入院する症例は月曜日に診察して処方箋を発行されていました。また処方箋を発行してから，翌日にリハビリ技師が診療を開始するルールでした。

　脳卒中の症例は多くはないので，リハビリ科医師に「脳卒中の患者だけは 16 時までコンサルテーションを受けてほしい」と依頼しました。また脳卒中患者のオーダーを事務員がピックアップできる電子カルテシステムの仕組みを作って，当日中にリハビリ技師が診療できるように変えて，特に金曜日にオーダーされた患者については，土曜日か日曜日の日直当番が最低 1 日はリハビリを行う方針を立てました。

　実際に 3 カ月間実践したところ，リハビリ開始まで平均 2 日の日数短縮ができました。プロセス指標の改善が見られたことによるリハビリ技師の達成感が生まれました。次は患者の機能改善度，つまりアウトカム指標を測定してみて，どんな変化が生じたのか見てみたいと思っています。

推奨文献

- 米国医療の質委員会，医学研究所(医学ジャーナリスト協会訳)．医療の質―谷間を越えて 21 世紀システムへ．東京：日本評論社，2002．
医療の質に関して，最も多く引用されている教科書。
- 小西竜太，一原直昭，反田篤志，遠藤英樹．レジデントのための「医療の質」向上委員会．週刊医学界新聞(第 3108 号 2015 年 1 月 12 日～第 3157 号 2016 年 1 月 11 日連載)．
医療の質に関して，実症例をベースに研修医向けに書かれた連載。
- 福井次矢監修，聖路加国際病院 QI 委員会編集．Quality Indicator 2017．東京：インターメディカ，2017．
2007 年から一つの病院での QI 活動を紹介している名シリーズ。質への使命感とそれぞれの取り組みに圧倒される。

column

ハーバード留学経験

2010年にハーバード大学にある School of Public Health（SPH：公衆衛生大学院）の医療政策・管理学部へ進学できました。

関東労災病院では休職扱いにしてもらい，修士課程修了後は関東労災病院に戻って病院管理を行うと決めていました。なぜなら，私のような若い医師が経営学を留学したといって，見ず知らずの医療機関に戻っても，信頼関係を構築するのに数年かかると思ったからです。経営コンサルへ進む卒業生も多い中，私は地に足をつけて現場で仕事を行うほうが楽しいと考えました。戻る場所で必要なことを想定していたので，学習の方向性が明確であったと振り返ります。大学院では医療経済・政策学，財務会計，戦略論，オペレーション，組織論などの経営科目を履修しました。これらはケースディスカッション形式の授業が多く，授業中の発言内容が点数化されるものでした。よって授業中，学生は競うように持論を述べなくてはなりません。

私は帰国子女でもなく英語も苦手だったので，初めのうちは手を挙げることすら難しい状況でした。授業のシラバスには必ず読むべきケースと文献が複数あり，授業前に読み込んでおかないと意見を言えないので，毎回数十ページ，多くて100ページ近く資料を徹夜で読むこともありました。それだけ準備しても苦手な英語では，エリート米国人とやり合うのは厳しかったです。何度も日本語だったら言い返せるのにと悔し涙を流したものです。

しかし数カ月が経ったところで，あることに気が付きました。彼らの話すことは正論であり，全く間違いのない内容ですが，そこには現場感覚が乏しいのです。私のほうが遥かに実務経験を有していたので，**正論に対しての異論や経験ベースの意見を言えることが増えていきました。米国大学院ではそのような議論が重要視されており，多様性の一つとして異論を吐くことが大きな貢献として認められている**のです。こうした経験によって，私の心の中のハードルは下がり，クラスの中での居場所を見つけることができました。

Case 21
採血の待ち時間を短縮するには？

オペレーション・マネジメント

ケース

　主任臨床検査技師のあなたは，外来業務改善プロジェクトへの参加を依頼されました．1カ月前の患者満足度調査で外来待ち時間の不満が断トツでトップになり，その槍玉として採血室が挙がったのです．

　採血の待ち時間を減らすには何をすればいいのか検査室のスタッフ同士で考えました．まずは採血を担当する検査技師と看護師の作業速度をチェックしました．彼らの採血速度は決して遅くはなく，安全に実施できており，技術的にも問題はありません．

　また採血スピッツやラベルが自動的に準備されるシステムを使っており，準備段階での問題もないと考えました．さらに検査技師と看護師のコミュニケーションは良好で，採血チームの雰囲気は悪くありません．

　どうすれば，この採血時間を短縮できるのか？　さまざまな医療機関の採血室を知っている検査機器メーカーの営業担当者に意見を聞いてみました．

オペレーション・マネジメントの原則

- 現場業務を管理する手法がオペレーション・マネジメントである
- 業務全体をプロセスに分解・可視化して，現場を理解する
- 業務プロセスの時間や生産性をチェックする
- 業務フローの再設計を行い（ビジネス・プロセス・リエンジニアリング），より高い効率性と機能を目指す
- 生産性は機能向上と効率性改善によって高まる

オペレーション・マネジメントとは？

オペレーション・マネジメントは，製造業での生産管理から発生した手法です。病院でオペレーションといえば手術ですが，一般的には動き，運営，操作という意味があり，ここでは業務全体を指しています。今日では，生産管理だけではなく，流通やサービス提供，物品の調達などあらゆる業務形態にも応用されている管理手法になります。皆さんが利用している「アマゾン」も，インターネットでクリックされると，オーダー伝票が発生され，注文商品が集められ，一括包装されて，倉庫から出荷され，各人の元へ配送されます。

一方でオーダー情報がカード会社へ銀行に入力され，口座から代金が引き落とされます。すべての流れがスムーズに遅滞なく実行されなければ，アマゾンは成り立ちません。こうした一連のプロセスを管理する手法がオペレーション・マネジメントになります。当然，医療現場での業務においても，オペレーション・マネジメントの考え方がベースにあります。皆さんは管理職として，**効率的で働きがいのある職場を作るためにも基本的なオペレーション・マネジメントを知ることは重要です**。

業務全体を分解する

皆さんが日々行っている診療内容をプロセスごとに分解しているもので代表的なのはクリニカルパスです。患者が入院してから，退院するまでの診療活動やチェック項目，スケジュールがすべて記載されています。日々の身近な現場においても同じように業務プロセスが発生します。例えば，入院薬剤処方のプロセスはどうでしょうか？

クリニカルパスとは異なる切り口で業務を分解してみます。業務プロセスに沿って人やオーダー，情報，物品が同時に動きます。最終的には患者が薬を内服するまでに，たくさんのプロセスがあるのです。このような業務プロセスを分解したものを業務フロー図や業務工程図といいます。

電子カルテシステムを導入している医療機関であれば，必ず業務フロー図を作成しています。管理職として職場に配置されて，業務プロセスがどうなっているかを知りたいと思えば，電子カルテシステム導入時の業務フロー図を入手してください。さらに実際の業務プロセスを確認することも必要です。というのも，現場スタッフが作

業しやすいように，運用やルールを変えている可能性があるからです。

　医療安全や業務改善をマネジメントするときも，このような時系列のプロセスを書き出して分析していきますが，マニュアルに沿った作業を怠っていたり，あるいは業務上のボトルネック（妨げとなる要素）が判明したりすることもあります。**ここが管理職である皆さんが介入するべきポイントです**。特に新しい職場に赴任される場合には，この点はしっかりと確認してください。皆さんの介入で現場力の強い職場にしていけば，同じ業務プロセスであっても，他の職場よりも高いパフォーマンスを発揮することができます。

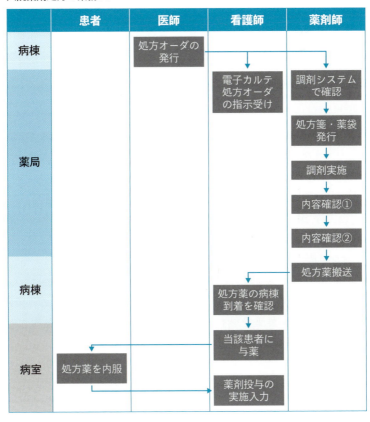

入院薬剤処方の業務フロー

業務プロセスを見る

　製造業の場合には，必ず作業効率がチェックされます。工場のラインでは，1時間当たりの生産量，工員1人当たりの生産量が測定されます。これはアウトカム指標になります。

　そして，それぞれに関連する業務プロセス当たりの生産量も測定されます。例えば，ある部品を作るときには，一つの作業当たりの時間，工員の練度，製造に必要な資材や部品の充填度，モノや道具の配置，照度や温度などの作業環境などが影響します。また前工程が不良や不具合があった場合にも影響が出ます。

　こうしたプロセスごとの生産量，作業効率，関連する影響を細かくチェックして，最適なプロセスに変えていく必要があります。前述の処方プロセスでは，薬局内の調剤プロセスにおいて調剤と内容確認をダブルチェックする必要がありますが，そのプロセスの作業効率や正確性も見ていかなくてはなりません。

時間を見る

　作業時間が早ければ早いほどよいわけではありません。じっくりと時間をかけて確認をしながら行うほうが失敗や間違いを減らせることは想像がつきますよね。しかし，時間をかけすぎても作業量が落ちてしまいます。

　製造業では，各業務プロセスでの目標時間を設定して，不良品発生率と安全性を確認しながらスピードアップを図ります。また前工程でのプロセスに時間がかかってしまうと，後工程での待ち時間が増えて，ラインの作業員や機械の稼働がストップしてしまいます。このような事態は逆にコストが掛かってしまいますので，前行程の業務プロセスを見直さなければなりません。

　医療現場ではどうでしょうか？　製造業での単一作業の積み重ねではなく，常にマルチタスクになる傾向があり，さらに複雑な作業であるため，各人の作業能力に依存しています。患者が外来受診する時間帯によっては，需要量＞供給能力となってしまうため，長い待ち時間が発生することがあります。こうした事態を解消するためには，患者が医療機関に滞在する全行程を見直して無駄なプロセスを排除すること，さらに供給能力を調整して予想される需要量に対応することが求められます。

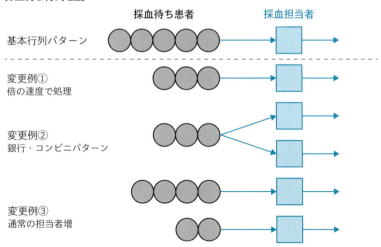

待ち行列理論

　ディズニーランドや USJ でアトラクションに乗るのに何時間も待った経験はありませんか？　銀行の ATM やコンビニの会計でも数分は並びますよね。実は待ち時間の長さは，行列に並ぶ人数，行列の数，入口やレジの数，処理速度に依存していることを知っていますか？　処理速度が早ければ，あるいはレジの数が多ければ，待ち時間は少ないです。さらに行列の作り方によっても，待ち時間は異なります。これらの条件を「待ち行列理論」の計算式に入れていくと待ち時間が計算されます（非常に複雑なので，ここでは説明しません）。

　つまりは，業務プロセスに注目することで，業務速度を変えることができるのです。

ビジネス・プロセス・リエンジニアリング

　近年，医療機関において患者支援システムとして Patient Flow Management（PFM）という言葉がよく使われています。また多くの急性期病院で入退院支援センターが新設されています。経営学的に言うと，最も効率的な業務プロセスを再設計するビジネス・プロセス・リエンジニアリングを行って，入退院プロセスの最適化とベッド利

用の最大化を行っています。従来，入院時に看護師が行っていた患者情報の聴取や多様なリスク評価を外来受診時に行うことで，入院病棟で発生する業務量が削減されます。

　この効果として，看護師が看護業務や患者説明に専念することができます。また入院前から退院後の療養計画を立てることで，スムーズに自宅復帰までのフローが流れます。よって，病院側は病床稼働をスケジュール感を持って把握できるので，効率的な利用や人員配置をコントロールして，業務プロセスを最適化できるのです。入院患者の少ない病棟から多いところへ看護師を短期的に移動させたり，あるいは入院待機患者の入院日程を調整することもできます。

　業務全体を見直して，業務の順序や分担を変更すること，ムダを排除することで生産性を高めるのがビジネス・プロセス・リエンジニアリングになります。これまで，クリニカルパス作成などで入院診療の見直しは行われてきました。これからは皆さんの現場業務の一つ一つから，必要なこと，不必要なこと，長年の習慣やローカルルールなどを分類して，ビジネス・プロセス・リエンジニアリングを行ってみてください。

　ちなみに PFM に関連することとして，2018 年の診療報酬改定においても入退院支援加算や入院時支援加算が追加されました。さらに介護保険との同時改定で新しく算定された複数の項目を見ていくと，病院や診療所から地域包括ケアシステムとの連携が進んでいくことは明らかであり，医療機関から自宅への PFM がますます重要視されるでしょう。

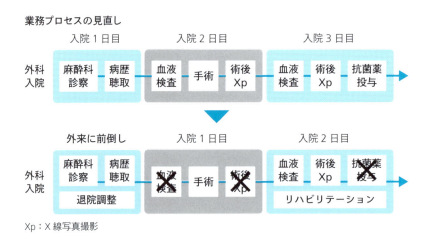

Xp：X 線写真撮影

生産性と働き方改革

働き方改革では「生産性を高める」がキーワードになります。高齢化が進む中，限られた人的資源で現状以上の医療サービスを提供していかなくてはなりません。生産量(性)は以下のように示されます。

$$\text{将来の生産性} = \frac{\text{医療サービス量}(=\text{Output})}{\text{労働投入量}(=\text{Input})} = \frac{\text{Output(現状)}}{\text{Input(現状)}} \times \frac{\text{Output(将来)}}{\text{Output(現状)}} \times \frac{\text{Input(現状)}}{\text{Input(将来)}}$$

$$= \boxed{\text{現在の生産性}} \times \boxed{\text{機能}} \times \boxed{\text{効率性}}$$

一般的に生産性は医療サービス量を労働投入量で除して表されますが，さらに因数分解すると，現在の生産性に将来の医療機能と効率性を掛け合わせたものでもあります。**つまり現状で提供するサービスから，医療機関の機能や質を向上させ，さらに効率性もよくすることで，将来の生産性を上げることができるのです。**その際にはオペレーション・マネジメントを十分に行わなければ実現できないでしょう。

>>> ケースその後

普段，検査機器のメンテナンスなどで付き合いのある営業担当者より，色々なアドバイスをもらいました。彼は営業に異動する前は工場勤務をしており，工場では常に業務プロセスの時間や生産量がモニターに表示されて，定期的に業務工程図の見直しや業務改善が指示されていたことを話してくれました。彼の勤める企業では当たり前に行われていたようです。

アドバイスを受けて確認事項を作って，2週間調査を行いました。そして5つの事項(後述)が判明しました。これまでほとんど気にもせずに運営してきましたが，患者視点で考えると非効率的な事項が多いことが判明しました。特に業務開始直後のブースが少ないので，ここで待ち時間が増えてしまうのです。また待合からブースまでの距離があるため，コールをしてから移動までの時間が数十秒ありました。よって以下のプランに変更したところ，患者側・採血側いずれの時間も短縮して，待ち時間を平均15分(0〜30分)大幅に

短縮できました。目下の課題は，6ブースで業務開始できるような人員配置であり，検査部と看護部での調整が必要なところです。

採血室のレイアウト変更

プロジェクト前

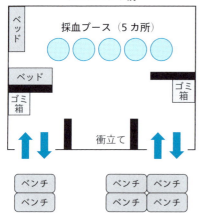

1. 室外のベンチで採血待ち
2. 番号表示後，採血室に入室
3. 空いている採血ブースに移動

見直しポイント
・出入り口で患者動線が交わる
・移動前後の腕まくりや脱衣などの採血準備
・歩行困難・車椅子により移動時間がかかる

プロジェクト後

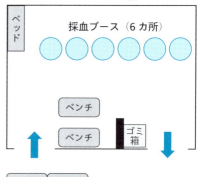

1. 採血ブースを増やす
2. 繁忙期には担当者を増員
3. 中待合ベンチで採血の直前まで待つ

改善ポイント
・採血室の動線を一方向にする
・移動距離の短縮

整理！ 採血の待ち時間を減らす変更プラン

▶ **確認事項**
- 業務フロー図を作ってプロセスを可視化する
- 患者導線にチェックポイントを作って，外来受付票に時間を記入する
- 採血室内での患者の動きをチェックする
- 採血担当者の配置人数と採血した患者数を10分おきにチェックする

▶ **判明したこと**
- 待ち時間は9時00分で30分，10時00分で60分，平均35分/全日
- 8時00分の採血開始時には3ブース，8時30分に看護師が来て5ブースになる
- 採血室の外で待つために，番号を呼ばれてから移動までの時間がかかる
- 採血室の出入り口がバラバラ
- 採血担当者が患者外来受付票に実施済みのハンコ（印）を押していた

▶ **プラン**
- ブースを1つ増やして，業務開始時に6ブースでスタートする
- レイアウトを変更して中待合を設置，出入り口も一方通行にする
- 実施済みハンコを廃止

推奨文献

- 黒川 清，尾形裕也監修，KPMGヘルスケアジャパン編集．医療経営の基本と実務―経済産業省サービス産業人材育成事業 医療経営人材育成テキスト．東京：日経メディカル開発，2006．《http://www.meti.go.jp/report/downloadfiles/g60828a11j.pdf》．
  医療経営の基本的事項が掲載されている中でオペレーション管理に関するボリュームは多く，待ち行列理論についても丁寧に説明されている．
- 飯田修平，永井庸次編著．医療のTQM七つの道具．東京：日本規格協会，2012．
  業務工程図の作成について詳細に説明．それ以外の品質管理手法についても紹介されている．
- 遠藤 功．現場論「非凡な現場」をつくる論理と実践．東京：東洋経済新報社，2014．
  オペレーション・マネジメントの専門家が訴える現場力の重要性について解説されている．

column

ハーバード留学経験 Part2

　大学院で印象に残っている授業の一つはハーバード・ビジネス・スクール（HBS），ヘルツリンガー（Regina Herzlinger）教授の "Innovating in Healthcare" という授業でした。SPH から HBS へ越境学習したときのことで，新しいテクノロジーや診療サービスを活用したイノベーションについて約 30 のケースを学びました。彼女は HBS 初の女性教授で，当時 70 歳近かったですが，毎回パワフルに約 3 時間の授業を行っていました。彼女が考案した「ヘルスケアにおいてイノベーションを成功するための 6 つの要因（プレイヤー，資金，政策，テクノロジー，患者・顧客，アカウンタビリティ（責任性）」をケースに当てはめて議論していくのです。

　学部を越境して学んだのは，ここでも多様性でした。ビジネススクールはすべての指標が "Money" で明確に表せられ，出席している学生は直線的で率直な意見を持ち，卒業後に起業してインパクトを出したいという競争心や意識の高い人が集まっていて議論の軸も明確なものでした。一方で公衆衛生大学院の学生は，「健康」や「生命」といった漠然とした価値観を重視しており，競争的よりは支援的であり，授業の議論も相手を思いやるようなものが多く，同じ大学院でも全く雰囲気が異なるものでした。

　「金を稼ぐ人」を蔑視する医療者もいますが，事業経営に必要な資金を得て，健全な経営をすることが医療機関に求められます。医療機関において他産業から転職して病院経営を行う人材は非常に少ないのが現状です。今後の超高齢化社会では，持続可能な医療提供のためには，医療者以外の知恵も活用しなければ難しいでしょう。だからこそ，本書を読んでいる若手の臨床現場で頑張る皆さんも，経営的な視点を少しでも持ち合わせて，非医療者と一緒に未来の医療提供を作ってほしいと思います。

第 5 章

自己管理スキル

自分を守るために
これだけはおさえておきたい

Case 22
自分が出勤できなくなったとき
ストレス・マネジメント

ケース

　薬剤師12年目のあなたは，4月から電子カルテ導入プロジェクトの**薬剤部門リーダー**に抜擢されました。集中治療室の病棟薬剤師としての日常業務に加えて，2年後の導入に向けて薬剤部門システム全体の設計をマネジメントすることになりました。薬剤部長のバックアップも受けて，循環器内科医，外科医，皮膚科医，整形外科医，内科・外科病棟看護師長，医事課係長，医療安全管理者，病棟担当薬剤師，医療情報技師が検討メンバーとして，病棟部門の処方プロセスについての議論からスタートしました。

　検討会では現在の処方オーダーの問題点，病棟薬剤師の業務内容，新しいプロセスでの改善点，処方に関連するインシデント事例などが話し合われ，毎回2時間以上の会議になってしまいます。会議のメンバーは自分よりも年長者であり，発言も厳しく，精神的なプレッシャーを感じていました。さらに会議のたびに宿題事項が出されて，次回の資料作成にも追われて，毎日22時頃まで残業をしていましたが，抜擢してもらった薬剤部長の期待に応えようと，他の薬剤師への協力は依頼していませんでした。会議以外でもメンバーと話して，根回しなどの事前調整もしていました。

　4回目の検討会の席上で，ある医師から「疑義照会のレベルが低く，外来中に電話されても困る。病棟薬剤師の中で教育ができていないからだ。教育体制はどうなっているんだ？」と全く電子カルテと関連のない辛辣な発言がありました。それを聞いて，あなたの心の中で何かがプチンと切れ，その会議の後半部分は全く覚えていません。

　翌朝，いつもはすぐに目が覚めるのに体が重く感じられ，出勤するのが

> おっくうです。「今日は体調が悪いから仕事を休みたい。でも休めない。溜まっている作業を進めなければ」と思いながらも、「もう何も考えられない」とベッドから起き上がれず、携帯電話のベルが何度か鳴りましたが、電話に出られません……。

ストレス・マネジメントの原則

- ストレスとはポジティブにも、ネガティブにも働く緊張状態のことである
- 医療現場では感情労働に伴う疲弊感やストレスが大きい
- 燃え尽き症候群、適応障害、うつの臨床像や対処法を知っておく
- アンガーマネジメントは、怒りの感情やストレスをコントロールする
- レジリエンスを高める方法もストレス・マネジメントになる

ストレスとは？

　ストレスとは、外部から刺激を受けたときに発生する緊張のことです。 光や音などの環境刺激もあれば、痛みや疲れなどの肉体的刺激、不安やイライラなどの心理的刺激もあります。もちろん、昇進や表彰、降格、異動など社会的刺激もあります。これらの刺激がストレスとなると、人はさまざまな緊張状態となります。ポジティブな影響としては、やる気やモチベーションが上がったり、実力以上の力を発揮したりします。

　一方で、ネガティブな影響になると、気持ちが不安定になったり、うつ状態や不眠、不安など病的な症状が出たりします。皆さんは管理職として、スタッフたち、そして皆さん自身が、どのようなストレスを受け、どのような状態になっているのかをしっかりと把握しなければなりません。**特にネガティブなサインがどのように発せられるかを知ることが非常に重要になります。**

サービス業に共通する感情労働

　医療も含めたサービス産業では、自分の感情をコントロールして、顧客や患者の心理に合わせた対応が求められる感情労働を行っています。医療現場では患者の

ことを思いやり，より信頼関係を築くために相手の気持ちを組んで支援していきます。直接，痛みや不安の訴えを聴き，時にはクレームや要求を受け止めなくてはなりません。また患者・家族に対して悪い知らせ（Bad News Telling）や告知をするとき，精神的に不安定な患者を近くで支えるときに，医療者は多大な情緒的なエネルギーを使います。さらに不幸な合併症や状態悪化が生じたときには，自分を責めたり，自己効力感を失ったりすることもあるでしょう。感情面の疲れや心が擦り切れてしまう経験は誰でもありますが，**感情労働は他人からわかりづらいため，逆に疲弊感も周りに伝わりにくい側面があります。**

さらには医療機関では，多くの医療者である同僚との関わりの中で業務を行わなければなりません。**部門や部署，あるいは他職種の人々との人間関係がうまくいっていない場合，指示や指導をストレスと感じている場合には，さらに感情面での疲れが蓄積していきます。**

愚痴を言ったり，うさを晴らしたり，休めばリセットできる方は問題ないかもしれませんが，こうした心の疲れを回復できないときにメンタル不調になるのです。特にバーンアウト（燃え尽き症候群）やうつ病については，皆さん管理職が気に留めなくてはならない問題です。

燃え尽き症候群

感情労働で疲弊する先にあるのは情緒的なエネルギーの枯渇です。自分が表現する感情と本当の気持ちの間にギャップを感じるような「感情不一致」な人も情緒的エネルギーが失われていきます。**このように仕事においてエネルギーを出し尽くした状態である情緒的消耗感が，燃え尽き症候群の症状の1つとなります。**心のエネルギーがなくなれば，自分がこれ以上消耗しないように脱人格化を図って自己防衛を行います。相手に対して気持ちを持たないような行動をしてしまいます。人と関わる仕事を避けたり，感情のカーテンを引いて気持ちが入らないように事務的に処理したりします。現場では，このような行動は明らかに仕事の質を落とします。

例えば，必ずやらなければならない確認作業を忘れてしまう，ケアレスミスが多発する，遅刻の回数が多くなるなどが，仕事の質が低下するサインです。燃え尽き症候群になりやすい人は，ただでさえ真面目に頑張ってきた人が多いですから，こうした質の低下は本人の職務達成感や自己効力感も落としてしまうのです。

皆さんが管理職として，職場で燃え尽き症候群のスタッフを出さないためにも注意してほしいのは，一人一人の観察です。「仕事での役割」と「自分自身」が分けられない人を探しましょう。本来業務の役割以上に患者に気持ちを入れ込むスタッフには要注意です。そうしたスタッフには「自分自身と職務上の役割とをはっきり分けること」「相手に共感しながらも，同時に冷静で客観的な態度を堅持すること」を心がけるようにアドバイスします。また頑張っても思い通りに事が進まず悩んでいるスタッフ，特に肉体的に疲れている場合，業務ストレスや過重労働にある状況，仕事経験が乏しい若手は，さらに燃え尽きやすいので注意してください。**たとえ表情や言動にサインが現れなくても，仕事で発生するエラーや遅刻が増えているなどのちょっとしたサインを見逃さないことも大切です。**すでに燃え尽き症候群になってしまった場合には，職場の産業医やメンタルサポートに速やかに相談してください。

理解の難しいうつ症状

　うつ状態やうつ病と言っても，広い定義があります。病気ではないこともありますし，休職や入院が必要な状態のこともあります。また，いわゆる「新型うつ」と呼ばれるわかりにくいうつ状態の人もいます。新人が働き始めた頃に生じるリアリティーショックで，うつ状態になる人もいますが，これらは適応障害の症状とも言われます。管理職として，うつ状態を把握するのは，非常に難しいです。

▪ 適応障害

　明らかなストレスの原因があり，3カ月以内に症状が出現します。そのストレスに対して正常以上の苦痛を呈したり，仕事や生活に大きな影響を与えたりしますが，ストレスを取り除けば6カ月以上継続しないとされています。**症状は多様で，うつ状態，不安症状，あるいは腹痛や体動困難などの身体症状として出ることもあります。皆さんは，特に新人や異動したスタッフに注意してください**。場合によっては，ストレス源を特定して，ストレスから離すことが重要です。看護師ならプリセプターを変えたり，放射線技師なら担当部署・モダリティを変えたりできますね。それ以外にも同期生や異動した仲間からのサポート，ストレスを和らげる対処行動の習得などを選択できます。

▪従来型うつと新型うつ

　皆さんは，この2つの違いをはっきり言えますか？　「新型うつ」なんて，ゆとり世代のサボリグセと認識していませんか？　医学的にも，まだまだ議論がある領域であり，「逃避型うつ」「未熟型うつ」「ディスチミア親和型うつ」「現代型うつ」などさまざまな類型がありますが，同じようなうつ状態でも，臨床像も治療への反応性も全く異なります。

　例えば，ディスチミア親和型うつ（新型うつ）では，従来型うつと比較して青年期に発症しやすく，自分への愛着が強くあり，規範や秩序に対してストレスを感じるような病前性格であると言われています。症状としては，ストレスに対して回避的に行動したり，他者への批判をするような他罰的感情が強いため，与えられた環境や仕事に対して抑制的になります。また，これらの「症状」と「生き方」や「性格」との境目が不明瞭であるため，従来型うつ病で認められるような行動の変化がわかりにくいことも特徴です。治療として抗うつ薬を投与しても，効果は部分的であり，むしろ環境や立場が変化したとき（仕事を辞めたときなど）に急速に改善することもあります。

　このような新型うつの特徴を踏まえますと，やる気がなかったり，職場では情緒不安定だったりするけれども，職場以外の場所では普通に過ごしているスタッフに対してはどうしましょう。「最近の若者は……」で一括りにできる問題などではなく，性格なのか，新型うつであるかを見抜くのは至難の業です。また，新型うつは人格障害や成熟遅延の一つの形であるという考えもあり，それなら性格や個性とも思ってしまいます。職場で新型うつの人に対する叱責や厳しい評価は，さらに症状を悪化させるかもしれません。一方で十分に休養させたり，過剰に保護したりすると自己愛傾向を増して，これもマイナスに働くそうです。見極める判断と対処がとっても難しいですよね。**新型うつが疑われる人が職場内にいたら，部門や部署内で信頼を置いているスタッフと，新型うつのポイントを共有して，実際の状況や対処法について話し合うことが重要です。**

　従来型うつの場合には症状が重症化すると希死念慮まで進んでしまいますので，早めに職場の産業医やメンタルサポートにつないだほうがよいでしょう。また新型うつでは対処方法によっては，よかれと思ってやったことが全く逆に働くリスクがあります。**性格要因ではないという判断になった場合には，専門家の評価を仰ぐ必要があります。**

また，職場の支援体制に信頼が置けない場合には，心療内科や精神科を必ず受診するように促してください。本人だけでは難しければ，本人の了解のもとで，家族にも連絡してサポートしてもらってください。

アンガーマネジメントの勧め

　アンガーとは怒りを意味しており，**アンガーマネジメントとは，自分の中に沸き起こった怒りをコントロールする方法になります**。皆さんは，どのように怒りを処理していますか？　皆さんの周りにブチ切れている人，ネチネチ怒る人，怒れなくてストレスを抱える人はいませんか？　怒りの感情は，それ自身がストレスになりますし，怒る行為もストレスになります。誰かを怒ったときの状況を振り返ってみてください。教育的指導としての叱責ではなく，怒りの感情のときのことです。いきなり怒りが湧き上がるのではなく，その前からネガティブな感情が蓄積していませんでしたか？　何度言っても理解してくれない無力感，相手に対するイライラ，状況の辛さなどのネガティブな気持ちを第一次感情と呼びます。この第一次感情が蓄積し続けて，心の中のリミッターを超えてしまったときに，第二次感情としての怒りが発生します。怒りの表現型には4種類あり，強度の高い怒り，持続性がある怒り，頻度が高い怒り，攻撃性がある怒りです。

▪ 6秒間ガマンする

　第二次感情としての怒りを感じたら，深呼吸でも，時計の針を見ても，相手の鼻を見ても，何でもよいので6秒間を数えながら，怒りを我慢してください。この6秒間という時間に科学的エビデンスがあるのかどうかはわかりませんが，売り言葉に買い言葉の瞬間的な対応を避けることが大事です。その時の怒りは，100点満点中で何点くらいなのかスコアリングする余裕があれば最高です。
　怒りの頂点を乗り越えた後に，できるだけ冷静になって，何に対して怒っているのか，この怒りは正当なものなのか，どう怒りを処理することがよいのかを考えてください。

▪ なぜ怒りがあるのか考える

　自分の中にあるルールに対して他人の行為が望ましくないとき，自分が「するべ

き」と考えていたのに相手がしなかったときに，第一次感情が発生すると言われます。その内容が社会全体の一般常識であることもあれば，他人には理解されないこともあります。自分の怒りの感情を振り返って，その範囲が適正なものであるか，もしくは相手に伝わっているものであるのかを考えてみましょう。相手とのギャップがあったり，世間一般と自分にズレがあることに気が付いたら，相手を許せる範囲が広がるはずです。

▪ アンガーマネジメントの効果

　自分の怒りの感情をマネジメントすることによって，第一次感情のリミッターを大きくすることができます。心の中の器を広くする感じです。誰でもイライラしたり，怒ったりすることは，他人だけでなく自分自身にとってもストレスが溜まり，楽しく人生を送ることにも悪影響を及ぼします。できれば，怒りの原因となる出来事をポジティブに再解釈して，自分にも他人にも対処することができれば，望ましい方向に修正できるのではないでしょうか。時に必要な怒りはあったとしても，怒りではなく指導という形で発せられたらよいですね。管理職の立場としても，あなたの感情を安定させることで，スタッフが本来の力を発揮して働けるような職場になるかもしれません。アンガーマネジメントの必要があると思った方は，さらに詳しく学んでください。自分の器を広くして，ストレスなく生きるための気付きの一つになるでしょう。

自分でストレス・マネジメントを行う意味

　ここまでは，職場スタッフを注意深く見るという観点から説明してきましたが，そっくりそのまま自分自身を鏡で見て，燃え尽き症候群やうつ状態，適応障害などに陥っていないかを確認してください。皆さんの一つ上の上司は，皆さんのことをしっかりと見ていてくれますか？　ストレスが蓄積している皆さんのサインを見つけてくれますか？

　管理職にもなってしまうと，実はそういった機会が乏しくなります。自分の状態は，自分を俯瞰的に見ること，家族や友人からの気付きを得ること，職場の管理職仲間や同僚からの指摘で把握できるかもしれません。まずは自分の弱さを受け入れて，すべての指摘をオープンな心で聞いてください。自分が病的な状態にあると思えば，自分自身の危険警報を上司や同僚に発してください。自分がストレス状態にあ

れば，ストレスを発散できるように周囲に相談してください。愚痴ったり，笑い飛ばしたりしてくれる仲間や友人，業務や環境をコントロールしてくれる上司，話を聴いてくれる家族など周囲の人にサポートしてもらってもいいのです。

皆さんはレジリエンスという概念を知っていますか？　**レジリエンスとは，ヤナギのようにしなやかで折れないような強さをもった回復力や修復力を指しており，ストレスに対して回復して成長する力とされています。**よく対比されるのは，すべてのストレスを跳ね返す力強い「タフネス」モデルです。鋼のような力強さも大事ですが，ストレスが掛かり続けるとポッキリと折れてしまいます。

人生における失敗や挫折，苦しい経験は誰にでもあり，それらをネガティブなストレスとして捉えるよりは，それを糧にできるようなマインド・セットを身に付けたいものです。ストレスをうまく受け流すこと，自分の中でストレスを再定義してストレス状態ではなくすること，ストレスから生まれる感情に対してポジティブに反応することなど，レジリエンスを高める工夫が色々とあります。このようにストレス・マネジメントを適切に行うことで，他者理解やコミュニケーションが進み，自分自身のストレス耐性，職場でのリーダーシップにも好影響が生まれるはずです。何よりも，職場の仲間たちが笑顔で働けるようにすることこそ，管理職の最も重要なことの一つです。

ケースその後

結局，再び眠りにつき，昼過ぎにようやく起き上がることができて，薬剤部長からの着信に気が付きました。
薬剤部長「大丈夫か？　疲れが溜まっているから休んでいいぞ。明日また出てくればいい」
あなた「はい，わかりました（でも体は疲れていない）」
若干の違和感を持ちつつも，電話を切りました。
夕方，同期の薬剤師と看護師が，サンドイッチとスイーツの差し入れを持って部屋に来ました。
同期「風邪でも引く前兆ではないの？　残業もかなりしていたから，疲れが限界に達しているんじゃない？」
あなた「あんまり，疲れてはいないけど。ぐっすり寝たら，頭が冴えてきた」

部屋を見渡した看護師から，こんなことを言われました。
　同期「最近，病棟の仕事でもケアレスミスがあったり，集中できていないように見えたけど，何かストレスを抱えていない？　前の職場でバーンアウトした同僚がそんな感じだった」
　あなた「バーンアウトって，燃え尽き症候群のこと？　まさか，この私が？」
　確かに症状やストレスを振り返って，ネットで調べてみると，燃え尽き症候群に当てはまるように思いました。まだ感情労働による疲弊のみで，病的なレベルではないように感じました。同僚たちは，このままにしていたら大変なことになると心配しています。個人的に親しい精神科医がいるので，病院に出勤したら相談に行くよう勧められ，自分の知らないうちにストレスを溜めていたこと，周囲の仲間に助けられたことを感じました。

推奨文献

- 久保真人．バーンアウト（燃え尽き症候群）—ヒューマンサービス職のストレス．日本労働研究雑誌 2007；558：54-64．
  バーンアウトについての特集。サービス業に焦点を当てて解説している。
- 安藤俊介監修，戸田久実著．いつも怒っている人も うまく怒れない人も 図解アンガーマネジメント．東京：かんき出版，2016．
  日本アンガーマネジメント協会理事が執筆された入門書。日本アンガーマネジメント協会HP（https://www.angermanagement.co.jp）もお勧め。
- ケリー・マクゴニガル（神崎朗子訳）．スタンフォードのストレスを力に変える教科書．東京：大和書房，2015．
  ストレスに対するレジリエンスを身につける方法を紹介。科学的データを示して，ストレスをポジティブに捉える新しい考え方を与えてくれる。

column

関東労災病院復帰後

　留学を終えて関東労災病院に復職しました。留学前と同じように総合内科医として救急外来や初診外来を行いながら，病院管理業務も行うスタイルで，医療マネジメント・フェローから，経営戦略室長という大層な肩書きになりました。これは院長先生の配慮で，今後は医療機関の管理者と話をする機会も増えるだろうから，実力はあっても若手ということで損をしないようにと職位を与えていただいたのです。それまで医師で病院管理をしていると自己紹介すると怪訝な反応をされることを経験していましたが，実際に肩書があることでスムーズに話を聞いてもらえたと思っています。初回の面会において，名刺交換後の第一印象というのは，本当に大事であると改めて感じました。

　また，留学前とスタッフや管理者にほとんど変わりがなく，仕事についても昨日までいたような感じでしたが，一方で何かやってくれるに違いないという期待感や評価がビンビン伝わってきました。実際の病院管理では何よりも医療制度や診療報酬の理解が一番大事で，一般的な経営管理の知識は次点になると思っています。日本の医療制度や診療報酬の知識の上積みはゼロですし，留学によって病院管理に関連する知識量が爆発的に増えた感じではなく，むしろモノの考え方や視野がより深く広くなったというのが率直な感想でした。

　復職後に，等身大の自分以上の自分を期待されていることに少なからずギャップを感じていました。実際には院内プロジェクトを行っても，仕事の中身については留学前後で変わらない水準でしたが，どのように組織の中で推進してカタチにし，ボトルネックやステークホルダーを乗り越えて行くかというような考え方を，自分の中で言語化することができていました。でもそれらを周りの人に言葉で伝えるのは困難です。なので，以前よりも謙虚に仕事には向き合っていたと振り返ります。

Case 23
院外の後輩から相談を持ち込まれたら?
メンタリング

> **ケース**
>
> あなたは，今年4月に院内の過去最年少でリハビリテーション部門の**主任理学療法士**に昇進しました。部門長のもとに3名の主任がいて，管理職としてリハビリ部門電子カルテシステムの導入を行うことになりました。
>
> 県のリハビリ療法士の会では若手PT・OT研究会の幹事をしており，病院でも研究会でも毎日を忙しく過ごしていました。今年度の第1回研究会の打ち上げのときに，一緒に研究会を企画してきた療法士から，別の日にキャリアと転職の相談に乗ってほしいと話をされました。
>
> 「毎日の業務とシステム導入のことで時間的に忙しい。仕事を早めに切り上げて他の病院の職員に対して時間を割くのは果たしていいことだろうか？一緒に頑張ってきた後輩のためには，何とか力になりたいが……」といった葛藤がありました。
>
> 忙しいからと断りますか？ それとも相談に乗りますか？

メンタリングの原則
- メンタリングは長期的なキャリアや自立に関する人材育成方法の一つ
- メンタリングの際には共通の価値観を有し，話しやすい場を作る
- メンターには教育者，スポンサー，アドバイザーの役割が求められる
- メンターを持つことで仕事や人生にとって大事な支援や助言が得られる
- メンターになることで，自分の成長や達成感を得る機会にもなる

メンタリングとは？

　管理職になった皆さんはメンターをお持ちですか？　それとも誰かのメンターですか？　メンタリングを意識したことはありますか？　メンタリングは一つの人材育成の方法であり，古代ギリシアの人物が語源とされています。オデッセウス王の友人で，息子テレマコス王子の教育係であった「メントール」から由来する言葉で，メントールは王や王子に忠告や助言をするような存在で，知識や技術だけではなく，人間としての素養や将来の指針なども時には与えました。そして，このような人物をメンターと呼ぶようになりました。

　通常，医療者は講義やグループワークなどの教育機会，On the Job Training（OJT）で学んでいきます。臨床現場ではOJTが最も活用され，仕事上の先輩から知識や技術，ノウハウを指導してもらいます。**メンタリングは，知識を伝達する教育ではなく，将来のキャリアやプロフェッショナルとして成長を促すこと，自立への道筋を支援したり，助言したりすることを指します。**

　そういったアドバイスや支援を皆さんも受けたことはありませんか？　それこそがメンタリングです。最近はメンター制度など意図的に新人にメンターを割り当てている医療機関がありますが，形骸的なものであるという評価をよく耳にします。**あくまでも個人が信頼できる人に意識的に相談する場合に効果があると言えるでしょう。**

　メンタリングを行う際には，以下のポイントがあります。**ただの雑談，説教，レクチャーにならないような配慮が必要です。**というのも自分にとっても，相手にとっても貴重な機会となる得るため，誠実に適切に話をしていくことを心がけたいものです。以下を心がけて実践してください。

・話し合えるような温かい雰囲気を作る
・しっかりと相談者の言葉を傾聴する

	OJT	メンタリング
特徴	知識・技術の伝授，やり方の指導，トレーニング	成長を促す，自立への支援，助言
相手	主任や師長，部長，同じ部署の先輩	職場や部署，組織に限定されない広い範囲の関係者

OJTとメンタリング

・相談者と価値観を共有する
・相談者の成長や成功を理解する
・将来的な目標やキャリア像を示す
・メンター自身も学ぶ姿勢を持つ

自分がメンターになる

　皆さんは部署の後輩や知り合いから，仕事やキャリアのことを相談されることはありませんか？　面倒だと思った人はいませんか？　相談者からメンターとして見られるということは，非常に光栄なことです。キャリアのよきお手本やロールモデルとして相手から評価されている証拠なのです。頼れる相手だからこそ相談するのです。そして，**メンターにはメンティー（メンタリングを受ける人）にとってさまざまな役割があると言われています。**

1.教育者としての役割
　メンティーに対して理論や技術，方法論を教える役割。業務手順や臨床知識や技術よりも広い範囲や概念的なものが対象となるでしょう。部門や部署の直接の関係者でなくとも，職場やキャリアで活用できる知識を教えることになります。
　　例：研究の進め方，論文の書き方，各領域での必要な技術・知識体系など

2.スポンサーとしての役割
　メンティーの仕事の支援，必要な資金や道具の斡旋，助けになる人材の紹介を行う役割。就職や研究に関連して相談されることがあるかもしれません。
　　例：補助金や奨学金の推薦，紹介状の作成，ネットワーキングなど

3.アドバイザーとしての役割
　メンティーのキャリアや人生の悩み・進路に対して助言や支援する役割。プライベートとキャリアの線引きが難しい内容で，普通の悩み相談的なものと言えるかもしれません。
　　例：仕事と生活（出産や育児）の両立，進路相談，留学相談，転職や退職など

　医療においてメンタリングという概念自体が浸透しているわけではないので，いきなり相談者が意識的にメンターの役割を皆さんに求めることはないでしょう。逆にメンタリングを知っている皆さんは意図的にメンターの役割を

担って，効果的なメンタリングを心がけることが大切です。

　もちろん，皆さんと相談者の関係性は仕事の延長線上かもしれないし，プライベートの一部かもしれません。メンタリングと制限してしまうと，何か仕事をしているように受け取ってしまって，窮屈な話に感じてしまう人もいるでしょう。なので，あくまでも方法論の一つとして知っておいてもらい，皆さんのスタイルに合わせてください。

自分のメンターを持つ

　本ケースでメンタリングという言葉を初めて聞いた方でも，過去を振り返ると，この人がメンターだったという人がいたはずです。職場の上司や学校時代の先輩かもしれません。その方々からアドバイスされてどうでしたか？　最終的には自分で決断できたかもしれませんが，決して無駄な時間ではなかったはずです。メンターを持つことによって得られることはたくさんあります。
- 医学的知識や手技の向上：学会発表や論文作成の機会が増加
- ポジション：教授職や管理職のポジションの獲得
- 将来の専攻分野：メンターと同じ分野を専攻
- 精神的な素養：メンターのプロフェッショナリズムや倫理観を継承

　さまざまな研究（医学分野）では，以上のようなメリットが，メンターのいない人と比べてあると言われています。ビジネスや研究職などの分野では，昔からメンタリングの効果が言われてきました。シリコンバレーでの起業者たちの間でもメンタリングは当然のこととして行われていて，成功者にはメンターの存在が鍵になっていたという話もよく聞きます。

　皆さんの医療機関ではメンター制度を持っていますか？　新人に対して，計画的にメンターを割り当て，キャリア早期でのトラブルを回避しようと，制度を導入している医療機関があります。新内科専門医プログラムでは強制的にメンター制度が導入されています。残念ながら，あらかじめ割り当てられたメンターのもとでは，本来のメンタリングができるはずはありません。**メンタリングを求めるのであれば，自分でメンターを探すことが大切**です。そうした関係性から，自分に合った本当の支援や助言が得られるはずです。

メンターにメリットはありますか？

　メンターを依頼されても，時間に余裕がなかったり，気乗りしなかったりする人もいるでしょう。またメンターを持ちたいと思っても，忙しい相手に迷惑や負担がかかると考える人もいるでしょう。基本的にはメンタリングは無報酬のもとに成り立つ行為です。自分と相手との信頼関係のもとに成り立つものですから，迷惑を掛けると感じる相手，自分が手を差し伸べたくない相手であれば，そもそもメンタリングは成立しない話です。

　しかし，キャリアや人生で何としても解決したいという切羽詰まった状況であれば，少し無理を言ってでも話を聞いてもらいたいと思うものです。こんな大事な相談事を持ちかけられて，メンターにとって時間の無駄と言えるのでしょうか？

　メンターにとって，相談者の話を聞くことで得られることはあります。またメンタリング後の相談者の頑張りや成功を見ることができれば，メンターにとっても大きな価値をもたらします。

・相談者の人間・職業面での成長の過程を見る
・メンターが持つ経験や考えを活かすことができる
・メンターの果たした時間や労力への達成感を得ることができる
・リーダーシップやコミュニケーション，指導力を磨く機会になる
・メンターとしての成長を自覚できる

　メンターとして求められるような方は，過去においても自分もメンターを持っていた，という方も多いでしょう。そんな方は，自分のメンターへの恩返しとして，相談者に対してもメンターシップを発揮してくれるかもしれません。相談者はそれに甘えて過度な依存や，時間と労力を奪うようなことは慎むべきで，十分に配慮することが必要です。またメンター側も，自分の負担になると感じてしまうと，質の高い助言や支援に至らない可能性がありますので，その場合にはキッパリ断ることも選択肢の一つでしょう。

>>> ケースその後

　管理職となってプレッシャーもあり，時間的にもキツイ状態でしたが，相談の依頼を無下にも断れず「スケジュールを見て連絡するよ」と答えておきました。面倒だなと思いつつ，日頃から愚痴を聞いてもらっているリハビリ科の医師に，相談に応じるべきか否か話してみました。

　「絶対に時間を作って話を聞けよ。だって，お前は色々な人からアドバイスを貰ったり，サポートしてもらって，今のポジションがあるはずだ。そのお返しと思ってしろ」と強く言われました。またメンタリングについても教えてもらい，これまで何気なく「メンタリング」されてきたことを知ることになりました。

　実際に，後輩と会って相談を受けましたが，気づかされることがたくさんありました。彼は，知識・技術面での成長曲線に勢いがなくなった，現職場でのキャリアを築く上で限界を感じている，新しい技術を学びたいが時間がない，など自信とモチベーションを失っているようでした。いずれもかつて自分が抱えていた同様の悩みでした。自分の昔の姿を重ねるようで全く負担を感じることなく，自分の経験を元に色々なアドバイスができました。

　メンタリングを知ったことで，逆に俯瞰的に悩みを聞いて，問題解決の方法，コミュニケーションの取り方，適切なフィードバックの仕方を考えることができました。これらは職場の若手へのサポートを行う際にも活用できそうです。別れ際，これからの目標を語り，自信を回復した彼の姿を見て，自分としても達成感を得ることができました。

推奨文献

- 渡辺三枝子, 平田史昭. メンタリング入門（日経文庫）. 東京: 日本経済新聞出版社, 2006.
  メンタリングについて解説。メンターが得られることについても説明されている。

Case 24
今後のキャリアについて考えるとき
キャリアデザイン

ケース

外科病棟師長のあなたは，卒後5年目のスタッフから相談を受けました。

スタッフ「就職して5年経って，看護師としてのほとんどの業務ができるようになりました。でも急変患者への対応や内科的なアセスメントができません。この間も低血糖になった患者の対応で先生に叱られました。このままでは，外科病棟でしか通用できなくなってしまうのではないかと不安です。配置換えは怖いし，そろそろ結婚も考えているので何か新しいことをする余裕はありません。このままだと将来どんな看護師になるのか不安です……」

相談を受けたあなたは考え込んでしまいました。

あなた「彼女は病棟ではリーダー業務も新人教育も十分にでき，順調に成長して一人前になってきている。去年は看護研究をやり遂げた。毎日笑顔で楽しそうに働いている。みんなが期待している存在なのに，こんなに自信がないなんて」

今後のキャリアに自信の持てないスタッフに，どうアドバイスしますか……。

キャリアデザインの原則
- 医療職にはキャリアを変えるタイミングがある
- キャリアの節目では，内省しよう！
- 最後は自分で進むべき方向を意思決定する
- 新しい職場やキャリアになったら，最低必要努力投入量までは頑張る
- キャリアの安定期には，「ドリフト」の感覚で進んでみる

- 偶然の出会いやチャンスが，新しいキャリアを与えくれる

医療者にとってキャリア転換の節目

　皆さんは，いつ医療の世界で働くことを意識しましたか？　ほとんどの方は18歳で医療系の専門学校や短大，大学の学部を選択したことでしょう。その後，9割以上のクラスメートは医療に従事していませんか。つまり，18歳の時点で定年までの一生の仕事が決まってしまいます。自分に合う合わないかを知らずにキャリアを選択してしまう人もいるでしょう。

　医療者におけるキャリアデザインとは，どのように専門性を身に着けていくのか，目指す自己実現・自己成長をしていくか，ワーク・ライフ・バランスを考えてキャリアを継続・展開していくのか，ということがメインになります。

　医師ならば専門領域の決定，留学や研究，開業などで悩むでしょう。看護師ならば，仕事と家庭を両立するか，専門性を磨くか，管理職に進むか，勤務場所の選択などでしょうか。薬剤師なら，医療機関や企業，研究所，薬局などの働く場所の選択もあります。それぞれの医療職によって若干の違いはありますが，**他の職業に転職するほどのキャリア転換は少ないでしょう。**

　キャリアに悩む時期やタイミングが職種によってあります。私のような医師の場合には，医学部卒業後に初期臨床研修先の選択，3年目に専門性の選択，7，8年目前後の専門医取得後には研究に進むか，さらなる専門分野に進むのか，15〜20年目になると開業するかどうか，勤務医を選択した場合には第一線を退く時期でしょうか。女性医師であれば，そこに30〜40歳くらいで結婚や出産などのタイミングを考えることでしょう。他の職種の方々も同じような悩みを抱えたことはありませんか？

　さらに管理職になるような皆さんであれば，自分の悩みだけでなく，職場のスタッフや後輩のキャリアについて悩みを聞くことも多くありませんか？　もちろん自分の歩んだ経験に基づいたアドバイスも大事です。しかし**一般的なキャリアデザイン理論を踏まえてアドバイスをしてみませんか？**　というのも，皆さんのようなハイパーな人の武勇伝ほど，普通の人にはプレッシャーに聞こえるかもしれませんから。

キャリア・トランジション論

　米国の心理学者のウィリアム・ブリッジズは中途退職者を集めて，キャリアが変わるときの心理を研究しました。すると，キャリアの転換期において，心理的プロセスの転換も同じように生じていることが判明しました。キャリアの移行期（トランジション）には，「終焉」「ニュートラル・ゾーン」「開始」という3つのステージがあります[1]。

・終焉：何かが終わる時期
・ニュートラル・ゾーン：混乱や苦悩の時期
・開始：何かが始まる時期

　安定した仕事生活から，何らかの「終焉」が訪れます。その仕事においてモチベーションの終焉，何かを習得したという意味での終わり，もしくは職場の人間関係の終焉かもしれません。その後，これからどうするのか，現状維持がよいのか，新しいことを求めるのか，自分がどうしたいのかなどを悩む時間の「ニュートラル・ゾーン」が来ます。皆さんが相談を受けるのは，この時期です。とは言っても彼らが24時間ずっと悩んでいるわけではなく，モラトリアムな時期を過ごしているかもしれません。そして，何かしらの結論を導き，次のステップが決まると「開始」の時期となります。

　ブリッジズは，転職後にうまくいかなかった人たちの共通点として，「終焉」「ニュートラル・ゾーン」の時期に，問題や悩みに対してしっかりと向き合い切れなかったことを挙げています。この時期に十分な内省ができていなかったのです。なぜキャリアを変える必要があるのか，どんなキャリアを築きたいのか，しっかり内省しなければなりません。

　私も研修医から相談をされますが，どんな医師になりたいのか，何がやりたいのかを明確にできない人ほど，診療科や医局を決めた後にも「これでよかったのか」と悩んでいたりします。**大事なことは，締切までに無理やり結論を決めるのでなく，はっきりと結論をつけるまでは「開始」に移らない，別の結論をキープしながら「開始」をしないことです。**

キャリア・トランジションモデルの紹介

経営学者である神戸大学の金井壽宏教授が提唱しているトランジションモデル[2]は，とても参考になるものです。一般社会人対象ではありますが，我々のようなプロフェッショナル人材にも適応されるものです。

■ キャリアに方向感覚を持つ

医療職のほとんどは，18歳で進路を決め，資格を取り，おそらく定年までは同一職種の中で働き続けます。もちろん，専門性の違いはありますが，「医療で人を助ける」といった方向性には変わりありません。しかし，専門技術を極める達人，マネジメントやリーダーシップを通して組織を動かす管理者，基礎や臨床研究を行う研究者，医療人を育成する教育者など，自己実現を図る方向性はおのおの異なります。そして我々は年代，働く場所によって，このような方向性を変えることもあります。どのよ

キャリア・トランジションモデルのループ

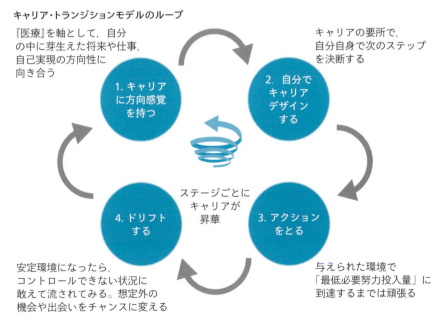

〔金井壽宏. 働くひとのためのキャリア・デザイン（PHP新書）. 東京: PHP研究所，2002: 259. の図をもとに作成〕

うに次のキャリアを決めていくのか，どんな夢を持って進むのかを考えていくことが大切です。

自分でキャリアデザインする

　大きな夢や目標を持つ中で，何かしらのきっかけで仕事の場所を変えたり，あるいは転職や専門性を変える節目が来ます。そんな時，トランジションモデルで述べたように**自分に向き合って，内省して，意思決定をしなければなりません**。もちろん，メンター，先輩・後輩，周囲の人に相談することもあるでしょう。しかし，最後は絶対に自分自身で選択することが必要です。**自分の選択にコミットすることが，次のステップに進んだ際の持久力にもつながります**。

アクションを取る

　自分が選択した進路に，最初の一歩を踏み出します。前述の金井氏は，最低必要努力投入量を超えるまでは我慢するべきと述べています。

　私はキャリアを考える上で，この「**最低必要努力投入量**」という言葉ほど響いたものはありません。長年，研修医教育に従事していましたので，彼らが診療技術を習得するのに必要な経験数や努力量があると実感しています。おそらく，どんな職種でも，どんな技術でも共通したものがあるでしょう。例えば，専門医取得までの年数として内科医は3年以上，心臓血管外科医で5～10年近くかかるそうです。その年数は経験症例や手術数に比例していますので，チャンスがあれば早く到達することができます。「石の上にも三年」とはうまい言葉だと思いませんか？　キャリアで何かを得るには，それぞれの最低ラインまでは努力を投入していく必要があります。

　最低努力投入量まで到達できればいいですが，**できない場合には3つの理由があると考えます。挫折してしまった，進路選択が誤りであった，最低ラインを超える前に努力を怠ってしまった**，といった理由が挙げられます。進路選択については内省を促して，再度検討してもらうしかありません。挫折や怠りについては，しっかりと「最低必要努力投入量」の考えを伝える，最低ラインと現状の差を明らかにする，モチベーションを刺激してアクションを促す，といった解決策があります。もしも早期にラインを越えられる場合には，さらに上の目標を与えることも重要です。

▪ ドリフトする

　キャリアや職場を変えてから時間が経過していくと，仕事に慣れ，新しい知識や技術を得ることができていきます。もしかしたら，仕事の充実感や達成感を持ち，「キャリアの安定期」と感じるかもしれません。そんな時期，どのように過ごすのがいいでしょうか？

　金井氏はドリフトという表現を使っています。海に漂うクラゲのように，波や風に流されてみるという意味です。進む方向性が確立しているのであれば，たとえ少しぐらい揺れたとしても，それは誤差の範囲です。それでも，その揺れによって，自分の選択範囲内では想像できないような出会いやチャンスを経験できるかもしれません。すべてを自分で決めていくというのは予定調和的であり，**むしろドリフトによって遭遇する想定外の事象がキャリア展開において成長や新しい可能性を生み出す**でしょう。

　キャリアの転換期であればリスクになるような，少し冒険的なことでも，安定期であれば挑戦できるでしょう。そんなドリフトをして，時に激流やさざ波を受けながら，キャリア転換などの次のタイミングが訪れるのを待つのです。

計画的偶発性理論

　キャリアをじっくりと考えて決定しなくても大丈夫だという考え方もあります。スタンフォード大学のジョン・D・クランボルツ教授は，**「キャリアの80％は，予期しない偶然の出来事によって形成される。その偶然を計画的に導くべきである」**という計画的偶発性理論を提唱しました[3]。将来の目標を明確に決めてキャリアを計画的に作るよりも，むしろ偶然的な出来事がキャリアを形成することが多い，という考えです。皆さんは，それぞれの職種や専門性を選択するとき，計画的に考えましたか，それとも何かのきっかけによって考えましたか？　医師や看護師に多いのは，初めに勤務した病棟，研修期間中に出会った魅力的な指導医，勤務中に経験した症例などからインスパイアされて，それぞれ専門分野に進んでいくという話です。新聞や雑誌に載っているような人物伝を読むと，そんな出会いや経験からキャリアが開けたというエピソードが多くないでしょうか？

　しかし，すべての人が成功へとつながるチャンスや出会いに恵まれるわけではあ

りません。引きこもりの人は，出会いの確率はゼロです。やる気のない人よりも，積極的な人にチャンスを与えたいと誰もが思うでしょう。**偶然の出来事とは言っても，ある程度の必然的な条件によって出会う確率が高くなります。**どんな人が，その偶然に出会ってチャンスを掴む人なのでしょうか？

> クランボルツのチャンスを掴む人の5つの条件[3]
> ・好奇心がある
> ・楽観的である
> ・何かをやり遂げる継続性がある
> ・柔軟性がある
> ・リスクテイキングできる

　こんな人であれば，何でもできそうです。職場ですべての条件を兼ね備えている人は，ある意味エースですよね。もちろん，すべてが必要ではないですが，現実的には，能動的に毎日を過ごしているような人ではないでしょうか。院外勉強会や学会に参加する機会が多い人は，ロールモデルに出会ったり，他の病院で頑張っている仲間から刺激を受けたり，就職や留学のチャンスを得ることがあるでしょう。資格や試験を受けてみるというのも，新しい発見を得るかもしれません。計画的に偶然に出会う確率を上げることも，心がけ一つと努力で導かれるでしょう。

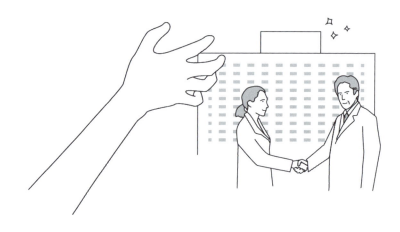

将来のことを心配しすぎたり，がちがちの人生計画を立てることに執着せずに，まずは一歩前に踏み出してみて，精一杯毎日を過ごしているうちに，キャリアが勝手に開けていくだろうとも言えます。そんなに深く考えなくても，なるようになるでしょう。しかし，能動的にならないと，悲劇的な結末を迎えるかもしれませんので注意してください。

自分のキャリアを再考する

　皆さんは自分の人生を振り返ってみて，どうでしょうか？　うまくいったとき，そうでないとき，色々あったと思います。私の現在の姿は，医学生や研修医のときに考えていた医師像とは大きく異なります。このような原稿を書いている自分は想像できませんでした。私のキャリア形成は，臨床経験，働いてきた職場，一緒に働いた仲間やメンターから影響を受けてきました。我々の仕事は人と人とのつながりで成り立つ職業です。そこで管理職になるような皆さんは後輩や同僚たちのキャリアに大きな影響を与える存在になるでしょう。

　今後，自分自身のキャリアを考えるとき，スタッフや友人からキャリアの相談を受けるとき，ここで紹介された視点やモデルも紹介してみてください。単なる自分の経験談以上の考えやアドバイスにつながるはずです。悩んでいる人に「運命（≒偶然）を信じてみて」と言ったら怪訝な顔をされるかもしれませんが，**「悩んでいるからこそ外に出てチャンスを掴んでみてはどうか」**というのはよいアドバイスになるでしょう。

　我々の医療の仕事は一生の仕事です。一つの職場で定年を迎えたとしても，別の職場に移ったとしても皆さんは歓迎されるでしょう。普通のサラリーマンでは，こんなキャリアは考えられないことです。我々にとってキャリアは，生き甲斐であり，人生であるといっても過言ではありません。自分にとっても，家族にとっても，実りある豊かな人生を送るという意味では，キャリアに真剣に向き合うことは本当に大事なことです。

>>> ケースその後

　彼女の悩みを聞いた面談後，普段の仕事ぶりを見たり，他の看護師から様子を聞いてみて，現在の状態をアセスメントしました。

- 看護師を辞めたいわけではない。
- 看護師としての基礎力が身につき，苦手分野の対応力や専門性を習得する時期に来ている。
- 現状の安定感やライフイベントの存在によって，身動きが取れない状況になりつつある。
- 仕事へのモチベーションは保っている。

　1週間後，彼女を誘って夕方，食事に行きました。

　「あなたの悩みは来るべくして来たもの。今は将来について内省するタイミングであり，まずは結婚の話も含めて，今後の人生をどうしていきたいのか，看護師として何を行いたいのか，正面から考えてみなさい。みんなに相談するのもいいけれど，最後は自分自身でゆっくり考えて」と伝えました。

　また，彼女が看護研究を行った緩和ケアについてもがんセンターで2日間研修できるように機会を与えました。新しい出会いが期待できるはずです。研修後に，もう一度，話をしましょうと約束しました。さて，どんな話ができるのか楽しみです。

文献

1. ウィリアム・ブリッジズ（倉光　修，小林哲郎訳）．トランジション―人生の転機を活かすために．東京：パンローリング，2014．
2. 金井壽宏．働くひとのためのキャリア・デザイン（PHP新書）．東京：PHP研究所，2002：258-72．
ミドル・マネージャーの組織行動を研究する経営学者が，多様なキャリア論，年代別の考え方を紹介している。
3. ジョン D. クランボルツ，アル S. レヴィン（花田光世，大木紀子，宮地夕紀子訳）．その幸運は偶然ではないんです！　東京：ダイヤモンド社，2005．

推奨文献

- 大久保幸夫．キャリアデザイン入門［Ⅱ］　専門力編　第2版（日経文庫）．東京：日本経済新聞出版社，2016．
人や組織の研究を専門とするリクルートワークス研究所から発信。業務に必要な基礎力・専門力，そしてキャリアデザインを説明している。

スキルチェックリスト
理解できた項目にチェックしてください

--- 第 **1** 章 ---

リーダーシップ
- [x] リーダーシップは性格や特性ではなく，後天的に習得できる
- [ ] 状況に応じて，リーダーシップのスタイルを変えることが重要

行動変容
- [ ] 自分の考え，他者の考え，実現可能性が行動を起こす鍵となる
- [ ] 合理性や心理状況を認識して，意図的に行動変容を促す

教育的コミュニケーション
- [ ] 成人学習理論を理解して，部下を教育する
- [ ] 自分と相手の性格や特性を知った上でコミュニケーションを行う

モチベーション管理
- [ ] 多様な理論や方法を活用して，モチベーションをコントロールする

コンフリクト・マネジメント
- [ ] 「ネゴシエーション技法」と「医療メディエーション技法」を用いる
- [ ] 問題解決後も関係が続くことを忘れずに相手への敬意を持って対話する

--- 第 **2** 章 ---

部下マネジメント
- [ ] 管理職としての仕事に集中するために，スタッフに責任と権限を移譲する
- [ ] 指揮監督と教育指導の場では，6つのパワハラに注意する

ボス・マネジメント
- [ ] 自分とボスの違い，性格，仕事のスタイルを認識する
- [ ] 自分がボスと現場スタッフをつなぐ情報の伝達者になる

チームマネジメント
- [ ] チームビルディングの4つの段階を理解する
- [ ] チームメンバーを選ぶとき，専門性だけでなくノンテクニカルスキルも重視する

組織政治とパワー
- ☐ 意思決定のダイナミズムや組織政治を知る
- ☐ 組織の中での自分のパワーを確立する

医療倫理と組織倫理
- ☐ 個々の価値観によっては，倫理的判断が異なることを理解する
- ☐ 職場において高い倫理性を持ったロールモデルとして振る舞う

第3章

思考方法
- ☐ システム1とシステム2の思考回路の使い分けを意識する
- ☐ 認知バイアスが起こりやすい状況を理解する

問題解決方法
- ☐「仮説思考」「仮説演繹法」を用いて問題を解明する
- ☐ PDCAサイクルを意識して，問題解決を達成する

タイム・マネジメント
- ☐ 一定の基準を用いて，業務の優先順位付けをする
- ☐ To Doリストで業務の進捗を可視化する

ファシリテーション
- ☐ ファシリテーション技法を用いて会議を進行する
- ☐ 会議の裏にある役割，目的を理解する

ナレッジ・マネジメント
- ☐ 医療機関の核心にあるナレッジ・マネジメントを理解する
- ☐ SECIモデルを意識して，個人や組織の知識学習を設計する

第4章

今後の医療制度
- ☐ 今後の医療の方向性，医療制度や診療報酬を理解するのが大事
- ☐「医療版働き方改革」を理解して，業務の見直しを行う

経営戦略
- ☐ 経営戦略における理念，ミッション，ビジョンの違いを理解する

- [ ] 自院や部署の内部分析・外部分析を行って, 自らの強みや弱みを把握する

財務会計
- [ ] 利益を出すことと営利主義の違いがわかる

医療安全
- [ ] 問題発生時に, 何がエラーで, 何がその原因になったかを深掘りする
- [ ] 問題に対して, ヒト・システム・環境などの要素を多角的に分析する
- [ ] 医療安全の第二の被害者になりうる当事者に対して, 心理的ケアやサポートを行う

医療の質改善
- [ ] 品質保証と品質改善の違いを理解した上で活動する
- [ ] 質改善のために定量的な指標を用いる

オペレーション・マネジメント
- [ ] 業務全体をプロセスに分解・可視化して, 現場を理解する

第5章

ストレス・マネジメント
- [ ] 医療現場では感情労働に伴う疲弊感やストレスに配慮する
- [ ] アンガーマネジメントで怒りの感情やストレスをコントロールする

メンタリング
- [ ] メンターを持つことで, 仕事や人生にとって大事な支援や助言が得られる
- [ ] メンターになることで, 自分の成長や達成感を得る

キャリアデザイン
- [ ] 今後のキャリアを選択するときに, 最後は自分で意思決定する
- [ ] 偶然の出会いやチャンスを大切にして, 新しいキャリアを開く

索引

人名

金井，壽宏 ... 227
野中，郁次郎 ... 143
アダムズ，ステーシー ... 38
オルダム，グレッグ ... 39
キングダン，ジョン ... 85
クランボルツ，ジョン ... 229
コッター，ジョン ... 70
センゲ，ピーター ... 81
タックマン，ブルース ... 76
ハーツバーグ，フレディック ... 35
ハックマン，リチャード ... 39
ブリッジズ，ウィリアム ... 226
マクレランド，デビット ... 36
ミンツバーグ，ヘンリー ... 167
ロジャース，エベレット ... 87
ロック，エドウィン ... 40

和文

あ

アウトカム指標 ... 191
アクションプラン ... 169
アンガーマネジメント ... 213
アンカリング・バイアス ... 109
暗黙知 ... 143

いかり型バイアス ... 109
意思決定 ... 86
イノベーション普及理論 ... 87
医療安全 ... 180
医療者の働き方改革 ... 158
医療の質 ... 189
医療メディエーション技法 ... 50
医療倫理 ... 92

うつ症状 ... 211

営利主義 ... 173
演繹法 ... 104

オペレーション・マネジメント ... 197

か

会議 ... 135
外部分析 ... 165
仮説演繹法 ... 103
可用性バイアス ... 109
感情労働 ... 209

帰納法 ... 104
キャリア・トランジションモデル ... 227f
キャリア・トランジション論 ... 226
キャリアデザイン ... 224
教育的コミュニケーション ... 24
共同体主義 ... 96
業務フロー ... 199f

グループ・シフト ... 140
グループ・シンク ... 140

経営戦略 ... 161
計画的偶発性理論 ... 229
計画的行動理論 ... 14
形式知 ... 143
現状維持バイアス ... 18
原則立脚型交渉術 ... 46
権力欲求 ... 37

公衆衛生倫理 ... 93
行動計画 ... 169
行動変容 ... 12
行動理論 ... 4
公平理論 ... 38
功利主義 ... 95
コッターの8ステップ ... 70
固定費 ... 177
コンフリクト・マネジメント ... 45
根本原因分析 ... 182, 184f

さ

サーバント・リーダーシップ ... 6
最低必要努力投入量 ... 228
財務会計 ... 172
差別化戦略 ... 167

仕掛り作業 ... 125
自由主義 ... 95
集団傾向 ... 140

集団浅慮 140
集中戦略 168
重要度と緊急度 127, 128f
従来型うつ 212
条件適合理論 5
省察的実践 27, 62
少子高齢化社会 154
職業的ジレンマ 92
職務特性理論 39
新型うつ 212
親和欲求 37

ステークホルダー分析 88
ストラクチャー指標 189
ストレス・マネジメント 208

政策の窓モデル 85f
生産性 203
政治 84
成人学習理論 26
生命倫理 93
潜在的モチベーションスコア 39

早期閉鎖バイアス 109
組織政治 83
組織変革の8ステップ 70f
組織倫理 92
損益計算書 174, 176f
損益分岐点 175, 177

た

貸借対照表 174
タイム・マネジメント 122
タスク・シェア 158
タスク・シフティング 158
達成欲求 37

地域包括ケアシステム 155
チーム 75
チーム学習 80
チームビルディング 76
直感的思考 107

ディスチミア親和型うつ 212
適応障害 211

動機づけ要因・衛生要因理論 35
統合戦略 168

同時性 124
特性理論 3
トランスフォーメーショナル・リーダーシップ 6

な

内部分析 164
ナッジの適応 21
ナラティブ・リスナー 51
ナレッジ・マネジメント 142

二重過程理論 107
認知バイアス 108

ネゴシエーション技法 46

は

バーンアウト 210
破壊的な医師 59
パス・ゴール理論 5
働き方改革 158, 203
ハラスメント 60
パレートの法則 126
パワーの確立 88
パワーハラスメント 60

ビジネス・プロセス・リエンジニアリング 201
ビジョン 162
必要努力投入量と効果 129
ヒューリスティック 108t
病院会計 173
病院資産 173
病床機能集約 156
病床機能分化 156
品質改善 192
品質保証 192

ファシリテーション 134
フィードラー理論 5
部下マネジメント 56
フレーミング 19, 21
プロスペクト曲線 18f, 21f
プロスペクト理論 17
プロセス指標 190
分析的思考 107

変動費 177

ボス・マネジメント 65

ま

待ち行列理論 201

ミッション 162
ミドルマネジャー 7, 132

メンター 220
メンタリング 218

燃え尽き症候群 210
目標設定理論 40
モチベーション管理 34

や・ら・わ

欲求理論 36

リーダーシップ 2
理念 162
臨床倫理 93
倫理的判断 97

レジリエンス 185, 215
レジリエンス・エンジニアリング ... 186

ロジック・ツリー 105, 106f, 116f

ワーキングメモリ 125

数字・欧文

4M-4E モデル 183t
80：20 の法則 126

anchoring bias 109
availability bias 109

best alternative to a negotiated agreement（BATNA）............................ 50

disruptive physician 59
dual process theory 107

Five Steps Model 30

IPI 分析 51

KJ 法 115

meyers-briggs type indicator（MBTI）.... 27
motivating potential score（MPS）....... 39

narrative listener 51
nudge 21

on the job training（OJT） 58, 219

patient flow management（PFM）...... 201
PDCA サイクル 117, 118f, 120f
premature closure bias 109
Pull 法，意見抽出 139
Push 法，意見抽出 139

quality assurance 192
quality improvement（QI）............ 192

root cause analysis（RCA） 182, 184f

SECI モデル 144f
servant leadership 6
SHELL 分析 114, 183t
SWOT 分析 166

To Do リスト 130
transformational leadership 6

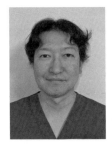

小西竜太（こにしりょうた）
関東労災病院 経営戦略室室長・救急総合診療科部長

2002年北海道大学医学部卒。同年より沖縄県立中部病院にて研修，チーフレジデントを経験。2006年沖縄県立南部医療センター・こども医療センター立ち上げに関わる。2008年より関東労災病院医療マネジメントフェロー/総合内科勤務，2010〜12年ハーバード大学公衆衛生大学院留学（医療政策・管理学修士号取得）。2012年より現職。総合内科の経験を生かして救急・集中治療，総合診療に従事しながら，病院管理や臨床研修プログラム運営を行う。医療マネジメントに関する講演や学会雑誌執筆の活動も多い。

医療現場で働く管理職1年目の教科書
あなたの悩みに答える24ケース　　　定価：本体2,700円＋税

2018年11月21日発行　第1版第1刷 ©
2019年 1月23日発行　第1版第2刷
2019年 4月25日発行　第1版第3刷

著　者　小西　竜太
　　　　こにし　りょうた

発行者　株式会社 メディカル・サイエンス・インターナショナル
　　　　代表取締役　金子　浩平
　　　　東京都文京区本郷1-28-36
　　　　郵便番号113-0033　電話(03)5804-6050

印刷：双文社印刷／ブックデザイン：加藤愛子(オフィスキントン)／イラスト：黒田泰司

ISBN 978-4-8157-0138-3　C3047

本書の複製権・翻訳権・上映権・譲渡権・貸与権・公衆送信権(送信可能化権を含む)は(株)メディカル・サイエンス・インターナショナルが保有します。本書を無断で複製する行為(複写、スキャン、デジタルデータ化など)は、「私的使用のための複製」など著作権法上の限られた例外を除き禁じられています。大学、病院、診療所、企業などにおいて、業務上使用する目的(診療、研究活動を含む)で上記の行為を行うことは、その使用範囲が内部的であっても、私的使用には該当せず、違法です。また私的使用に該当する場合であっても、代行業者等の第三者に依頼して上記の行為を行うことは違法となります。

JCOPY 〈出版者著作権管理機構　委託出版物〉
本書の無断複製は著作権法上での例外を除き禁じられています。複製される場合は、そのつど事前に、出版者著作権管理機構(電話03-5244-5088, FAX 03-5244-5089, info@jcopy.or.jp)の許諾を得てください。